眼科临床技能操作

主　审　周　明
主　编　沈　健　胥利平　付　琳
编　者　（按姓氏汉语拼音排序）
　　　　付　琳　刘旭东　沈　健
　　　　吴　琪　夏　晖　胥利平

科学出版社
北　京

内 容 简 介

本书以教育部连续多年举办的"全国高等医学院校大学生临床技能竞赛"为契机，旨在规范眼科技能操作。内容涉及视力检查、裂隙灯活体显微镜检查、眼底检查、眼压检查、干眼及溢泪检查、眼外伤的处理及相关知识等，包含大量图片、标准评分表、答题技巧及模拟题。

本书适用于需要参加临床技能竞赛的临床医学专业大学生、眼科学专业的本科生及研究生、参与住院医师规范化培训的眼科住院医师及眼科临床带教老师等。

图书在版编目（CIP）数据

眼科临床技能操作 / 沈健，胥利平，付琳主编. —北京：科学出版社，2021.6

ISBN 978-7-03-037137-9

Ⅰ．①眼… Ⅱ．①沈… ②胥… ③付… Ⅲ．①眼病－诊疗 Ⅳ．①R77

中国版本图书馆 CIP 数据核字（2021）第 115254 号

责任编辑：王 超 马晓琳 / 责任校对：宁辉彩
责任印制：赵 博 / 封面设计：陈 敬

科学出版社 出版
北京东黄城根北街 16 号
邮政编码：100717
http://www.sciencep.com

北京科印技术咨询服务有限公司数码印刷分部印刷
科学出版社发行 各地新华书店经销
*
2021 年 6 月第 一 版 开本：787×1092 1/16
2025 年 3 月第三次印刷 印张：5 1/2
字数：145 000

定价：49.80 元
（如有印装质量问题，我社负责调换）

前　言

医学是门实践学科，医学生不仅要有扎实的理论知识基础，还必须具备较强的临床实践能力。近年来随着高校扩招，医学生人数急剧增加，现有的临床实践资源难以满足临床实践教学、技能练习的需求。目前，我国医学生的临床学习模式依旧是床旁学习，临床技能培训体系不够完善，大部分实习生在医院实习过程中要到各个临床科室轮转，每科实习时间短、实习项目多，多为"木偶式"学习，其在临床实习的主要工作内容为粘贴化验单、给患者传递主治医生的相关意见、推送患者检查等，缺乏主动学习、思考、动手的积极性，很难深入学习专科性较强的技能操作。

为了推动临床实践教学的改革，完善实践教学体系，强化医学生临床基本理论和知识，培养医学生的基本技能与团队合作意识，提高医学生的实践能力与综合素质，2010年教育部举办了第一届"全国高等医学院校大学生临床技能竞赛"（以下简称临床技能竞赛），并且不断总结经验、完善赛制，到2020年为止教育部已经成功举办了九届临床技能竞赛。临床技能竞赛涵盖多个学科，内容涉及医学伦理知识、临床技能、临床思维、人文关怀、法律法规等多方面，促进了临床实践学习模式的改革，为提高医学生临床实践能力提供了良好机会。

除了第一届临床技能竞赛没有涉及眼科内容外，其余几届均增添了眼科操作内容。考点涉及裂隙灯活体显微镜检查、眼底检查、干眼检查、溢泪检查、视力检查、眼压检查、斜视检查、屈光检查、眼化学性烧伤处理等眼科检查及处置项目。眼科作为临床专业学生的一门选修课，虽然学习时间短，但是专科性强、操作复杂精细、掌握周期长，很难在短时间内融会贯通，达到理论知识与实际操作相结合。自开展临床技能竞赛以来，大连大学附属中山医院眼科连续多年参与比赛并以此为契机，对学生进行规范化培训、指导、考核，查找眼科教学临床实践中存在的问题，不断摸索总结、改革教学方法。编写本书，目的是将传统的眼科教学与临床技能竞赛教学相结合，以赛促学，使学生在竞赛中斩获佳绩的同时，不断提高眼科临床实践教学的质量。由于编者水平有限，本书难免存在不足之处，恳请读者批评指正。

编　者

2020年1月29日

目 录

第一章　视　力　检　查

【导读】视力检查是眼部检查最基本且最常见的项目之一，它直接反映视功能情况。视力检查分为远视力检查和近视力检查，是大学生技能培训中必须重点掌握的检查项目，学生不仅需要熟练掌握视力检查的具体操作步骤，还需要准确记录检查结果。

第一节　视力表的设计及种类

在学习视力检查前，医学生需要对视力表的相关知识有一定的了解。正常情况下，人眼能分辨出两点间的最小距离所形成的视角称为最小视角，即1'角（1分角）。国际标准视力表1.0的标准为可看见1'角空间变化的视标的视力，无论是远视力表还是近视力表，它们1.0视力的视标均是按照1'角的标准设计的。

一、视标的种类

1'角视标是指视标的笔画或笔画间的空隙为1'角，其整个视标为5'角。视标的形态有多种，最常见的视标为"E"字形、英文字母或阿拉伯数字，以及Landolt带缺口的环形视标、儿童使用的简单图形视标等。

二、对数视力表

分数或小数视力表存在视标增进率不均及不便于科学统计的缺点，相较而言，对数分级的视力表设计更合理、利于科研统计，而临床医生习惯于小数及分数的记录。所以，现代视力表在视标设计时采用对数分级，而记录时几种方法均有采用。糖尿病性视网膜病变早期治疗研究（early treatment diabetic retinopathy study，ETDRS）组采用的视力检查法目前在国外临床试验中较为常用，其视力检查采用对数视力表，视标增率为1.26，每隔3行视角增加1倍，如小数记录为1.0、0.5、0.25、0.125。该视力表共14行，每行5个字母，检查距离4m，从最大的字母逐字识别，识别1个字母为1分，如能正确读出≥20个字母（即视力≥0.2时），计分时在读出字母所获分数的基础上再加30分。全部识别为满分（100分），相当于视力<2.0。当视力<0.2时，在1m处检查。计分为在4m处正确读出的字母数再加上在1m处正确读出的字母数。如在1m处不能正确读出字母，则记录：光感或无光感。

三、视力的表示方法

视力计算公式为$V=d/D$，V为视力，d为实际看见某视标的距离，D为正常眼应当能看到该视标的距离。如果在5m处才能看清50m处的1'角的视标，代入上述公式，其视力为5m/50m=0.1。也可按分数表示，如将视标置于6m处，其视力可记录为6/6、6/12、6/30、6/60等，转换为小数分别为1.0、0.5、0.2、0.1等。

第二节　视力检查操作

一、远视力检查

（一）操作步骤

（1）以国际标准视力表检查为例，正常远视力标准为 1.0。如果被检者不能识别 5m 处的最大的视标 0.1 行，则检查者嘱被检者逐步向视力表走近，直到可以识别视标为止。此时再根据 $V=d/D$ 的公式计算。例如，在 3m 处才看清 50m（即 0.1 行）的视标，则其实际视力为 $V=3m/50m=0.06$。

（2）如在距视力表 1m 处仍不能识别最大视标，则检查指数。嘱被检者背光而立，检查者伸出不同数目的手指，检查距离从 1m 开始，逐渐移近，直到被检者能正确辨认为止并记录该距离，如在 30cm 远处能准确辨认出手指的数目，记录为"指数/30cm"。

（3）如在 5cm 处仍不能识别指数，则检查手动。检查者在被检者眼前摆动手，记录被检者能正确判断手动的距离，如在 10cm 远处能判断出手动，记录为"手动/10cm"。

（4）如果被检眼不能识别眼前手动，则检查光感。在暗室中用手电照射被检眼，另一只眼须严密遮盖不让透光，测试被检眼能否感觉光亮，记录"光感"或"无光感"并记录被检者看到光亮的距离，一般到 5m 为止。对有光感者还要检查光源定位，嘱被检者向前方注视不动，检查者在被检眼 1m 处，按照上、下、左、右、左上、左下、右上、右下变换光源位置，用"+""–"表示光源定位的"阳性""阴性"。

（二）注意事项

（1）查视力须两眼分别进行，先右后左。
（2）可用手掌或小板遮盖一眼，但不要压迫眼球。
（3）严格遮挡对侧眼，避免偷看。对检查结果有怀疑时，须复查。
（4）视力表须有充足的光线照明，检查视力时光线不能直射被检者的眼睛。
（5）视力表安置高度应使视标 1.0 行与被检眼等高。
（6）国际标准视力表远视力检查初始距离为 5m，近视力检查初始距离为 30cm。如果检查室的最大距离小于 5m，可以采用镜面反光法检查视力，即将视力表置于被检者座位的后上方，于视力表对面 2.5m 处放一个平面镜，嘱被检者注视镜内所见的视力表来检查视力。
（7）检查者用视标杆指着视力表的视标，嘱被检者说出或用手势表示该视标的缺口方向，逐行检查，找出被检者的最佳辨认行。每个视标辨认时间为 2～3s。
（8）被检者不能眯眼看视标。
（9）视力检查是一种心理物理检查，评价结果时应当谨慎。

（三）远视力检查操作及评分标准

远视力检查操作及评分标准见表 1-1。

表 1-1　远视力检查操作及评分标准表

项目	内容及评分标准	得分
操作前准备	医师准备：工作服，戴口罩、帽子，洗手	

续表

项目	内容及评分标准	得分
操作前准备	核对被检者信息，了解被检者既往视力，是否配镜并随身携带	
	用品准备：远视力表 1 个，视标杆 1 根，遮眼板 1 个（乙醇消毒后）	
操作过程	评估周围环境，嘱被检者位于距视力表 5m 处，面对视力表，确定 1.0 行视标高度与被检眼等高，给予遮眼板，注意：遮眼时不压迫眼球，检查先右后左，先裸眼视力后矫正视力	
	告知被检者说出或用手势表示视标开口方向，了解被检者的合作程度	
	测右眼：用遮眼板遮盖被检者左眼，检查者用视标杆从 0.1 行开始，嘱被检者说出或用手势表示视标开口方向，3s 内说出或指出一个 E 的开口方向可换下一行	
	如所测完整行视标不能说出或指出，换行并逐行检查找出被检者的最佳辨认行，直至全部看清的最小视标所在行，其旁的数字即表示该眼的视力	
	如被检者看不清最大视标（0.1 行），即嘱被检者前行到距离视力表 4m 处再测。若在 4m 处被检者仍看不清最大视标，嘱被检者依次前行到 3m、2m、1m 处，记录能看清视标的最大距离。根据视力计算公式 $V=d/D$（V 为视力，d 为实际看清某视标的距离，D 为正常眼应当能看到该视标的距离），计算出被检者视力	
	若移动到 1m 时仍不能辨认最大视标，测指数（CF）	
	被检者背光而立，检查者伸出不同数目手指嘱被检者辨认，从 1m 处逐渐靠近，直到被检者正确辨认为止	
	若 5cm 处仍不能看见指数，则测手动，从 1m 处逐渐靠近，直到被检者能看见手动	
	若 5cm 处仍不能看见手动，则至暗室测光感。严密遮挡非被检眼，检查者从 5m 处开始一手持手电筒照射被检眼并逐渐移近，直到被检者能看到光源。若 1m 处被检者仍无光感则记录无光感	
	若有光感则需要测光定位，嘱被检者向前方注视不动，检查者在被检眼前 1m 处，上、下、左、右、左上、左下、右上、右下变换光源位置，用 "+" "-" 表示光定位的 "阳性" "阴性"	
	若视力小于 1.0，加针孔板（如有眼镜戴眼镜）再次测量并记录结果	
	测左眼（方法同右眼）	
	按消毒技术规范要求分类整理物品，洗手，记录并告知被检者检查结果和下一步检查项目	
注意事项	检查过程中，检查者应态度和蔼、语言文明柔和，若被检者行动不便，检查时应根据情况给予帮助	
	全过程应动作熟练、轻柔、规范	
总体评价		

二、近视力检查

我国比较常用的近视力表是耶格（Jaeger）近视力表和标准近视力表（徐广第）。耶格近视力表从最小的视标到最大的视标分 7 个等级，与标准远视力表的分级难以对照。徐广第参照国际标准远视力表的标准，以 1.0 为 1'角的视标，研制了标准近视力表，使远、近视力表标准一致，便于临床使用。

（一）操作步骤（以标准近视力表为例）

（1）将近视力表放在被检者正前方 30cm 处，类似远视力检查，找出被检者能正确辨认的最小视标。

（2）正常近视力 30cm 处能看到 1.0 行视标，记录为 1.0。

（3）30cm 处不能辨认 1.0 行视标，被检者手持视力表前后移动，直到找出能看到的最小字号并记录下实际距离。

（二）注意事项

（1）检查视力时光线不能直射被检者的眼睛。
（2）检查一般先右后左，遮盖时勿加压于眼球。
（3）被检者不能眯眼看视标。
（4）对检查结果有怀疑时，须复查。

（三）近视力检查操作及评分标准

近视力检查操作及评分标准见表1-2。

表1-2　近视力检查操作及评分标准表

项目	内容及评分标准	得分
操作前准备	医师准备：工作服、戴口罩、帽子，洗手	
	核对被检者信息	
	用品准备：近视力表1个，视标杆1根，遮眼板1个（乙醇消毒后）	
操作过程	评估周围环境，将近视力表置于被检眼前30cm处，给予遮眼板，注意遮眼时不压迫眼球，检查先右后左	
	告知被检者说出或用手势表示视标开口方向，了解被检者的合作程度	
	测右眼：用遮眼板遮盖被检者左眼，检查者用视标杆自上而下指着视力表的视标，嘱被检者说出或用手势表示视标开口方向，3s内说出或指出一个E的开口方向可换下一行	
	如被检者均不能说出或指出所测完整行的视标，则换行并逐行检查找出被检者的最佳辨认行，能全部看清的最小视标所在行，其旁的数字即表示该眼的视力	
	测左眼（方法同右眼）	
	按消毒技术规范要求分类整理物品，洗手，记录并告知检查结果和下一步检查项目	
注意事项	检查过程中，检查者应态度和蔼、语言文明柔和	
	全过程应动作熟练、轻柔、规范	
总体评价		

第三节　视力检查模拟题

模拟题

题干：右眼被他人用拳头打肿后视物模糊1天。
要求：完成视力检查并做记录。
解析：
1. 操作　按照远视力检查操作及评分标准表完成检查。
2. 分析思路　该考题考的是远视力检查方法，具体操作过程参见远视力检查操作及评分标准表（表1-1）及近视力检查操作及评分标准表（表1-2）。

胥利平　夏　晖

第二章　裂隙灯活体显微镜检查

【导读】裂隙灯活体显微镜检查是眼科最常用的前节检查方法之一，也是使用最为频繁的一种光学设备之一，是每个眼科医生必须熟练掌握的检查方法。因此，该检查也是临床技能的常考知识点。裂隙灯活体显微镜检查对初学者来说比较容易掌握，但由于其操作方法比较多，用于观察的前节组织也比较多，达到熟练掌握该技能有一定难度，学生需要熟练掌握裂隙灯活体显微镜及眼内结构的情况及相关疾病的理论知识，并且反复练习才能游刃有余地操作该设备。本章对裂隙灯活体显微镜的操作、正常眼前节组织在裂隙灯活体显微镜下的表现及常见的眼前节疾病在裂隙灯活体显微镜下的表现做详细描述，供大家学习参考。

第一节　裂隙灯活体显微镜

一、裂隙灯活体显微镜简介

裂隙灯活体显微镜是眼科最常用的检查设备之一，临床上常简称为裂隙灯，1911 年由 Gullstrand 发明。它由两个系统组成，即供照明用的光源投射系统及供观察用的放大系统。它不仅能将表浅的病变看得十分清楚，而且可以调节焦点和光源宽窄，形成光学切面，以便于操作者查明深部眼组织病变及其前后位置。

二、裂隙灯活体显微镜基本构造

目前，临床常用的裂隙灯活体显微镜主要有两个系列：Goldmann 系列（图 2-1）和 Zeiss 系列（图 2-2），这两个系列的裂隙灯活体显微镜虽然外观不同，但构造大致相同，都是由两个主要部分构成，即"裂隙灯"与"显微镜"，且操作方法也基本相同。下面将详细介绍裂隙灯活体显微镜各部分结构及其操作方法（以 Goldmann 系列裂隙灯活体显微镜为例，图 2-3）。

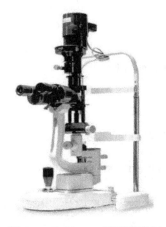

图 2-1　Goldmann 系列裂隙灯

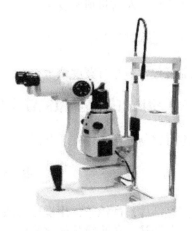

图 2-2　Zeiss 系列裂隙灯

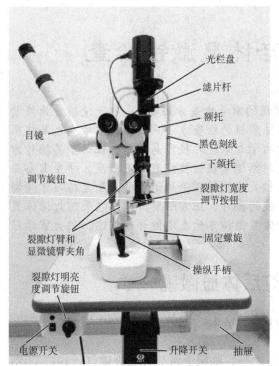

目镜

光栏盘

滤片杆

额托

黑色刻线

下颌托

调节旋钮

裂隙灯宽度
调节按钮

裂隙灯臂和
显微镜臂夹角

固定螺旋

操纵手柄

裂隙灯明亮
度调节旋钮

电源开关

升降开关

抽屉

图 2-3 Goldmann 系列裂隙灯各结构名称

（一）仪器工作台面

仪器工作台面下有电源开关、裂隙灯明亮度调节旋钮、抽屉及仪器工作台面升降开关。打开电源开关，裂隙灯照明灯及固视灯被点亮；旋转调节裂隙灯明亮调节旋钮，从低"L"位置旋转到中"N"位置，再到高"H"位置，裂隙灯明亮度将逐步增加。一般情况下，做弥散检查时，将裂隙灯明亮度调节旋钮旋至"L"或"N"；做精细光学切面检查时，将裂隙灯明亮度调节旋钮旋至"H"。通过按压仪器工作台面升降开关，可以升高或降低仪器工作台面的高度，其高度的调整根据被检者坐位时身体的高度而定。

（二）运动底座装置

运动底座装置包括操纵手柄和底座固定螺旋。仪器在使用时的升降和水平移动，都由操纵手柄控制，旋转操纵手柄，可使裂隙灯和显微镜自由升降，但升降限度不得超过 300mm，超过限度时切勿强行旋转以免损坏仪器。

（三）头架及固视灯装置

头架包括额托和颌托。检查时，被检者下颌放在颌托上，前额紧贴额托。颌托左下方有一颌托调节旋钮，可调整被检者头部位置的高低。在进行裂隙灯活体显微镜检查时，需要调整颌托调节旋钮，使被检眼与头架右侧支杆上的黑色刻线在同一水平线上。

（四）显微镜装置

显微镜包含左右目镜和变倍手柄。

（五）裂隙灯装置

裂隙灯包含裂隙灯宽度调节按钮、光栏盘、操纵手柄、滤片杆。

（六）裂隙灯臂与显微镜臂夹角的调节

裂隙灯臂与显微镜臂安装在同一轴心上，两者可以单独或同时转动。

三、裂隙灯活体显微镜操作方法

裂隙灯活体显微镜较常用操作方法有直接焦点照明法、弥散光线照明法、后部反光照明法、镜面反光照明法、角膜缘分光照明法、间接照明法。

（一）直接焦点照明法

直接焦点照明法为各种裂隙灯活体显微镜检查法的基础，因此也是最常用的方法，其他方法均由此法衍化而来。检查时将灯光焦点与显微镜焦点对在一起，将光线投射在结膜、巩膜或虹膜上，可见一处境界清楚的照亮区，以便细微地观察该区的病变。

（二）弥散光线照明法

弥散光线照明法适用于眼睑、结膜、巩膜的一般检查及角膜、虹膜、晶状体的全面观察，所得影像比较全面。

操作方法：以裂隙灯弥散宽光为光源，在低倍镜下将光源以较大角度斜向投向被检眼前部组织，进行直接观察。

（三）后部反光照明法

后部反光照明法适用于角膜和晶状体的检查。即借后方反射的光线检查眼的结构。

操作方法：检查时将显微镜聚焦到检查部位，再将裂隙灯光线照射到所要观察组织的后方，借助后方组织形成的反光屏将光线反射回来，利用反射回来的光线检查透明、半透明、正常或病变组织。

（四）镜面反光照明法

镜面反光照明法用于观察角膜内皮细胞和晶状体前囊和后囊膜。

操作方法：先将裂隙灯的照射光线自颞侧照射在角膜上，此时在角膜靠鼻侧出现一个光学平行六面体，在角膜颞侧出现一个小长方形的发亮反光区。这时使被检眼稍向颞侧移动，使光学平行六面体与发亮反光区重合，在重合的一瞬间，检查者顿觉强光耀眼，此时检查者的眼恰好居于反射光线的路径上。

（五）角膜缘分光照明法

角膜缘分光照明法用于观察角膜的各种病变。

操作方法：利用光线通过角膜组织的全反射，将光线从侧面照射角膜缘，使对侧角膜缘出现明亮环形光晕。

（六）间接照明法

间接照明法是用于观察病变深度的方法。

操作方法：将裂隙灯光线聚焦在所观察的目标旁，借光线的折射观察目标。

四、裂隙灯活体显微镜检查步骤

（一）裂隙灯活体显微镜检查大体步骤

（1）沟通。裂隙灯活体显微镜检查前首先需要和被检者交流沟通，了解被检者的一般情况，判断被检者能否配合裂隙灯活体显微镜检查，尤其是有些在裂隙灯活体显微镜下的精细操作，如裂隙灯活体显微镜下角膜异物取出，这项尤为重要，应避免因被检者配合不佳引起医源性角膜损害。同时，告知被检者将要做的检查项目、需要配合的内容（重点是眼球尽量平视前方，避免直视光源，可以眨眼，但尽量睁眼）、检查中会出现的不适感（光线较强、有刺眼的感觉，角膜炎及虹膜炎被检者这种症状格外明显）。告知被检者裂隙灯活体显微镜检查在暗室进行，避免被检者误认为没开灯就检查，导致不必要的医疗纠纷。

（2）洗手。传染性眼病在眼科疾病中占一定的比例，为了减少交叉感染，检查者在检查每个被检者前、后都要洗手，同时戴口罩和帽子。

（3）测试机器。检查裂隙灯活体显微镜能否正常使用。

（4）调整被检者坐姿。嘱被检者坐在裂隙灯活体显微镜前，下颌放在颌托上，额头向前贴在额托上。调整座椅、仪器工作台面、颌托及裂隙灯活体显微镜的高度，使被检者下颌舒适地置于颌托上，前额紧贴于额托。调整颌托调节旋钮，使被检眼外眦与立柱上的刻度线等高。检查者根据自己的屈光度调节目镜并调节目镜间距。

（5）嘱被检者闭眼。打开电源，右手前后、左右及上下调节操纵手柄，左手置于裂隙灯宽度调节按钮上（便于随时调整裂隙灯宽度及裂隙灯臂与显微镜臂的夹角，必要时可轻轻撑开被检眼的眼睑，完成前置镜、前房角镜或三面镜检查），以被检者眉心或上睑为目标进行对焦调整。

（6）根据检查部位的需要，调整放大倍率，一般先用低倍镜进行检查，若需要观察某一部位的细微改变时，可换用高倍镜。若检查房水闪辉情况，则需要拨动光栏盘，选用最小的圆形光线。若进行角膜荧光染色检查，还需要拨动滤片杆使裂隙灯光源为钴蓝光。

（7）检查时应先右眼后左眼。眼部检查顺序：眼睑—睑缘—睫毛—泪器—结膜—角膜巩膜缘—泪膜—角膜—前房—前房角—虹膜—瞳孔—晶状体—前部玻璃体等。

（二）检查眼部各结构的操作要点

1. 眼睑、睑缘、睫毛

（1）调整裂隙灯宽度为弥散光。

（2）调节裂隙灯明亮度调节旋钮至"L"或"N"。

（3）调节裂隙灯臂和显微镜臂，使其夹角为0°～30°。

（4）将放大倍率调为10或16。

（5）检查眼睑时嘱被检者闭眼，检查睑缘、睫毛时嘱被检者向正前看。

（6）观察内容：检查双眼是否对称，睁眼和闭眼是否自如。眼睑皮肤有无充血、水肿、压痛，有无皮疹、溃疡、瘢痕、肿物及皮下结节、皮下出血、皮下气肿等情况。观察眼睑位置、形态、睑裂大小，有无上睑下垂、缺损或眼睑闭合不全。注意观察睑缘有无内翻、外翻、充血、肥厚及炎症等；睫毛有无乱生、倒睫、秃睫或脱色，睫毛根部皮肤有无充血、鳞屑、溃疡和脓痂。

（7）注意事项：若遇感染性眼病，应先检查健眼，后检查患眼，以免发生交叉感染。有眼球严重外伤、角膜穿孔或即将穿孔时，禁忌翻转眼睑，以免眼内容物脱出。

2. 泪器

（1）调整裂隙灯宽度为弥散光。

（2）调节裂隙灯明亮度调节旋钮至"L"或"N"。

（3）调节裂隙灯臂和显微镜臂，使其夹角为0°～30°。

（4）将放大倍率调为10或16。

（5）检查时嘱被检者向颞侧注视。

（6）观察内容：上下泪小点位置、形态及大小有无异常，泪小点有无外翻或闭锁，表面有无脓液，棉签挤压泪囊时有无分泌物自泪小点流出。

3. 结膜

（1）检查时先调整裂隙灯宽度为弥散光，观察睑结膜的整体情况，然后再将裂隙灯的宽度调为裂隙，从被检者鼻侧到颞侧细致检查1～2遍（睑结膜需要翻转上下睑才能看清）。

（2）调节裂隙灯明亮度调节旋钮至"L"或"N"。

（3）调节裂隙灯臂和显微镜臂，使其夹角为 0°～30°。

（4）将放大倍率调为 10 或 16。

（5）检查上穹窿部结膜时需要翻转上睑同时嘱被检者尽量向下看，检查下穹窿部结膜时需翻转下睑同时嘱被检者尽量向上看。

（6）观察内容：检查睑结膜及穹窿结膜时，应观察其颜色、透明度、光滑性，有无充血、水肿、乳头、滤泡、瘢痕、结石和睑球粘连，有无异物及分泌物潴留等。检查球结膜时主要观察其有无充血、出血、水肿，有无异物、疱疹、结节、溃疡、斑块和分泌物。

（7）注意事项：检查结膜时动作要轻柔，尤其是对怀疑有眼球破裂伤的被检者，应绝对避免翻转眼睑。对于怀疑有结膜异物的被检者，需要翻转上下睑，重点查看睑板沟，同时充分转动眼球查看上下结膜囊穹窿部。特别注意区分睫状体充血与结膜充血。注意结膜囊内分泌物的色泽和性质。对于怀疑传染性结膜炎的被检者，应先检查健眼，再检查患眼，检查患眼后，应消毒双手，避免交叉感染。

4. 泪膜

（1）调整裂隙灯宽度为弥散光。

（2）调节裂隙灯明亮度调节旋钮至"L"或"N"。

（3）调节裂隙灯臂和显微镜臂，使其夹角为 45°。

（4）将放大倍率调为 10 或 16。

（5）嘱被检者向前看。

（6）观察内容：泪河高度、泪膜是否完整、泪膜破裂时间。观察泪膜破裂时间时需要在结膜囊内滴入荧光素钠滴眼液，同时采用裂隙灯的钴蓝光，嘱被检者用力眨一次眼后开始计时，直到泪膜破裂为止。

（7）注意事项：测定泪膜破裂时间时，检查室内避免使用电风扇；检查后需要用盐水冲洗残留于结膜囊内的荧光素钠，告知被检者泪液有呈现淡黄色改变的可能。

5. 角膜 一般采用直接焦点照明法、后部反光照明法、间接照明法、镜面反光照明法、角膜缘分光照明法等多种照明方法交替使用的方式来观察角膜的情况。

（1）调整裂隙灯宽度为窄裂隙。

（2）调节裂隙灯明亮度调节旋钮至"L"或"N"。

（3）调节裂隙灯臂和显微镜臂，使其夹角为 45°。

（4）将放大倍率调为 16 或 20。

（5）调整手柄，使裂隙灯和显微镜对焦于角膜，使角膜在裂隙下呈灰白色光学平行六面体光带并可见上皮层、前弹力层、基质层、后弹力层及角膜内皮层。从被检者的鼻侧到颞侧检查。调整裂隙、清晰对焦角膜这点非常重要，尤其是对于角膜异物的被检者，需要通过观察角膜异物位于六面体的哪一层判断是否有穿透，从而制订下一步的治疗方案。同时，对角膜溃疡被检者，通过对溃疡的裂隙灯检查，可观察角膜溃疡的深度，评估是否有穿透的可能，这对疾病的诊治及病情的评估至关重要。

（6）角膜、结膜上皮损伤或有溃疡时，可借助荧光素钠染色进一步观察。用玻璃棒蘸取少量荧光素钠置于结膜囊内或用消毒荧光素滤纸将其一端用生理盐水浸湿后与结膜相接触。嘱被检者瞬目后不要眨眼，此时可见角膜、结膜破损处有绿色染色，上皮完整处不着色。此方法还可用于观察泪膜情况。

（7）观察内容：角膜大小、形状、透明度、弯曲度及表面是否光滑。角膜有无混浊、水肿、浸润、溃疡、异物、瘢痕、新生血管或血管翳、角膜后沉着物等。

6. 前房

（1）调整裂隙灯宽度为窄裂隙。

（2）调节裂隙灯明亮度调节旋钮至"N"或"H"。

（3）调节裂隙灯臂和显微镜臂，使其夹角为45°。

（4）将放大倍率调为16或20。

（5）检查时嘱被检者向前看。

（6）利用直接焦点照明法由颞侧到鼻侧、再由鼻侧到颞侧，观察前房情况。此时，在角膜灰白色光带和虹膜或晶体光带之间有一暗区，该暗区为前房。

（7）观察内容：评估前房深度。注意房水有无混浊、闪光、浮游体、渗出物、积血或积脓等。前房深度的评估采用 van Herick 比值，其操作方法为在裂隙灯活体显微镜下，将裂隙光调为最窄，使裂隙灯臂与显微镜臂夹角成60°，照射颞侧角膜缘，以该处角膜光切面厚度（CT）来评估角膜后表面到虹膜前表面的距离。

7. 虹膜和瞳孔

（1）调整裂隙灯宽度为较宽裂隙。

（2）调节裂隙灯明亮度调节旋钮至"N"或"H"。

（3）调节裂隙灯臂和显微镜臂，使其夹角为45°。

（4）将放大倍率调为16或20。

（5）检查时嘱被检者向前看。

（6）观察内容：主要观察虹膜纹理是否清楚，颜色是否正常，有无新生血管、结节，有无震颤，有无撕裂、穿孔或异物，与角膜或晶体有无粘连。用弥散光可以观察瞳孔的大小、形状、位置、两侧是否对称、瞳孔有无闭锁。通过打开和关闭裂隙灯电源或通过调整裂隙灯宽度可了解瞳孔对光反射是否灵敏。

8. 晶状体

（1）调整裂隙灯宽度为窄裂隙。

（2）调节裂隙灯明亮度调节旋钮至"N"或"H"。

（3）调节裂隙灯臂和显微镜臂，使其夹角为10°～45°。

（4）将放大倍率调为16或20。

（5）检查时嘱被检者向前看。

（6）观察内容：晶状体在裂隙灯活体显微镜下呈一个灰白色光学切面，由许多不连续的光带构成，由前到后大致可分为前囊膜、前皮质、核、后皮质、后囊膜。主要观察晶状体是否透明，位置是否正常，如有混浊注意其部位、范围、形状、颜色，必要时散瞳检查。

9. 玻璃体

（1）调整裂隙灯宽度为窄裂隙。

（2）调节裂隙灯明亮度调节旋钮至"N"或"H"。

（3）调节裂隙灯臂和显微镜臂，使其夹角为10°～30°。

（4）将放大倍率调为16或20。

（5）检查时嘱被检者向前看。

（6）移动手柄将焦点移向晶状体后面，可以看到前部1/3玻璃体的切面图，玻璃体有液化或混浊者可以看到有纱幕样纤维轻微飘动。前部玻璃体积血、炎症时可以看到红色的血液或炎症渗出物飘动。

（7）观察内容：观察玻璃体有无混浊、炎性渗出、色素颗粒或血细胞。

10. 视网膜　使用裂隙灯借助前置镜、三面镜均可观察到眼底情况（详见第三章第二节）。

五、裂隙灯活体显微镜检查适应证及禁忌证

裂隙灯活体显微镜检查的适应证：①眼病被检者；②健康体检。

裂隙灯活体显微镜检查的禁忌证：因全身状况不允许坐位者或不配合者。

六、裂隙灯活体显微镜检查的操作及评分标准

裂隙灯活体显微镜检查的操作及评分标准见表 2-1。

表 2-1　裂隙灯活体显微镜检查的操作及评分标准表

项目	内容及评分标准	得分
操作前准备	核对被检者信息，包括眼别，了解被检者的一般情况，判断其能否配合裂隙灯活体显微镜检查，确认适应证，排除禁忌证，同时告知被检者要做的检查项目、需要配合的内容（重点是眼球尽量平视前方，避免直视光源，必要时按要求转动眼球）、检查中可能出现的不适感和刺眼（患有角膜炎及葡萄膜炎者会格外明显）等情况	
	物品准备：裂隙灯活体显微镜（检查是否正常）、棉签	
	戴口罩、帽子，洗手	
操作过程	被检者坐在裂隙灯活体显微镜前，取舒适坐位，嘱被检者下颌放在颌托上，额头向前贴在额托上，通过调整座椅、仪器工作台，使被检者下颌舒适地置于颌托上，前额紧贴于额托。调整颌托调节旋钮，使被检眼外眦与立柱上的刻度线等高。检查者根据自己的屈光度调节目镜并调节目镜间距	
	嘱被检者闭眼。打开电源，右手前后、左右及上下调节操纵手柄，左手置于裂隙灯宽度调节按钮上（随时调整裂隙灯宽度及裂隙灯臂与显微镜臂的夹角，必要时左手可轻轻撑开被检眼的眼睑，完成前置镜、前房角镜或三面镜检查），以被检者眉心或上睑为目标进行对焦调整	
	检查时应先右眼后左眼，眼部检查顺序：眼睑—睑缘—睫毛—泪器—结膜—角膜巩膜缘—泪膜—角膜—前房—前房角—虹膜—瞳孔—晶状体—前部玻璃体	
	裂隙灯活体显微镜复位，关闭电源，整理物品，洗手，记录检查结果。告知被检者检查结果及注意事项	
注意事项	在操作过程中检查者应语言柔和、态度亲切、注意人文关怀	
	检查过程中有无裂隙灯的宽度及裂隙灯臂和显微镜臂之间夹角的调整	
总体评价		

第二节　结膜相关疾病在裂隙灯活体显微镜中的表现

结膜相关疾病是眼科常见病及多发病，包括各种类型的结膜炎症（细菌、病毒、免疫性）、结膜肿瘤、结膜下出血、结膜变性疾病等。本节学生需要掌握结膜的裂隙灯活体显微镜检查、裂隙灯活体显微镜下结膜结石取出、裂隙灯活体显微镜下结膜异物取出。

一、结膜的裂隙灯活体显微镜检查

（一）结膜的裂隙灯活体显微镜检查大体步骤

（1）与被检者进行沟通：沟通内容和裂隙灯活体显微镜检查基本相同。

（2）检查者准备：在检查前、后务必要洗手，必要时戴手套，同时戴口罩、帽子。

（3）操作物品准备：裂隙灯活体显微镜（检查是否能正常使用）。

（4）嘱被检者坐在裂隙灯活体显微镜前，取舒适坐位，嘱被检者下颌放在颌托上，额头向前贴在额托上，调整座椅、仪器工作台面、颌托及裂隙灯活体显微镜的高度，使被检者下颌舒适地置于颌托上，前额紧贴于额托，调整颌托调节旋钮，使被检眼外眦与立柱上的刻度线等高。检查者根据自己的屈光度调节目镜和目镜间距。

（5）嘱被检者闭眼。打开电源，调节裂隙灯明亮度调节旋钮为"N"。调整放大倍率为10。左手置于裂隙灯宽度调节按钮使裂隙灯宽度为弥散光，调节裂隙灯臂和显微镜臂，使其夹角为0°～30°。右手前后、左右及上下调节操纵手柄，以被检眼上睑为目标进行对焦调整。

（6）嘱被检者自然睁眼，注视固视灯，调整固视灯位置，使被检眼向正前方注视。检查者用拇指和示指扒开被检者上下眼睑，充分暴露球结膜，右手操作操纵手柄使裂隙灯光从颞侧扫

描至鼻侧。观察球结膜有无充血、出血、水肿和色染，有无异物、疱疹、结节、溃疡、斑块和肿物等。

（7）调整固视灯位置，使被检眼尽量向上注视，左手示指扒开下眼睑，充分暴露被检眼下穹窿部结膜及下睑结膜。右手操作操纵手柄使裂隙灯光从鼻侧扫描至颞侧，观察下穹窿部结膜及下睑结膜有无充血、水肿、乳头、滤泡、瘢痕、结石和睑球粘连，有无异物、分泌物潴留及肿物等。

（8）调整固视灯位置，使被检眼向下注视，检查者用拇指和示指轻轻提起被检眼上睑皮肤，同时示指下压睑板上缘，翻转上睑，充分暴露上穹窿部结膜及上睑结膜。右手操作操纵手柄使裂隙灯光从颞侧扫描至鼻侧。观察上穹窿部结膜及上睑结膜有无充血、水肿、乳头、滤泡、瘢痕、结石和睑球粘连，有无异物、分泌物潴留及肿物等。

（9）将裂隙灯活体显微镜复位，关闭电源，整理物品，洗手，记录检查结果，告知被检者检查结果。

（二）注意事项

（1）检查结膜时动作要轻柔，尤其是对怀疑有眼球破裂伤的被检者，应绝对避免翻转眼睑。

（2）对于怀疑结膜异物的被检者，需要翻转其上下眼睑，重点查看睑板沟，同时充分转动眼球查看上下穹窿部结膜。

（3）特别注意区分睫状充血与结膜充血。

（4）注意结膜囊内分泌物的色泽和性质。

（5）对于怀疑传染性结膜炎的被检者，应先检查健眼，再检查患眼；检查患眼后，应消毒双手，避免交叉感染。

（三）结膜的裂隙灯活体显微镜检查的操作及评分标准

结膜的裂隙灯活体显微镜检查的操作及评分标准见表2-2。

表 2-2　结膜的裂隙灯活体显微镜检查的操作及评分标准表

项目	内容及评分标准	得分
操作前准备	核对被检者信息，包括眼别，了解被检者的一般情况，判断其能否配合裂隙灯活体显微镜检查，确认适应证，排除禁忌证，同时告知被检者要做的检查项目及需要配合的内容（重点是眼球尽量平视前方，避免直视光源，必要时按要求转动眼球）、检查中可能出现的不适感	
	物品准备：裂隙灯活体显微镜（检查是否正常）	
	戴口罩、帽子，洗手	
操作过程	嘱被检者坐在裂隙灯活体显微镜前，取舒适坐位，嘱被检者下颌放在颌托上，额头向前贴在额托上，通过调整座椅、仪器工作台使被检者下颌舒适地置于颌托上，前额紧贴于额托。调整颌托调节旋钮，使被检眼外眦与立柱上的刻度线等高。检查者根据自己的屈光度调节目镜，并调节目镜间距	
	嘱被检者闭眼。打开电源，调节裂隙灯明亮度调节旋钮为"N"。调整放大倍率为10。左手置于裂隙灯宽度调节按钮调节裂隙灯宽度为弥散光，调节裂隙灯臂和显微镜臂并使其夹角为0°～30°。右手前后、左右及上下调节操纵手柄，以被检眼上睑为目标进行对焦调整	
	调整固视灯位置，使被检眼尽量向上注视，左手示指扒开下眼睑，充分暴露下穹窿部结膜及下睑结膜。右手操作操纵手柄使裂隙灯光从鼻侧扫描至颞侧，观察下穹窿部结膜及下睑结膜有无充血、水肿、乳头、滤泡、瘢痕、结石和睑球粘连，有无异物、分泌物潴留及肿物等	
	调整固视灯位置，使被检眼向下注视，检查者用拇指和示指轻轻提起被检眼上睑皮肤，同时示指下压睑板上缘，翻转上睑。调整固视灯位置，使被检眼尽量向下注视，充分暴露上穹窿部结膜及上睑结膜。右手操作操纵手柄使裂隙灯光从颞侧扫描至鼻侧。观察上穹窿部结膜及上睑结膜有无充血、水肿、乳头、滤泡、瘢痕、结石和睑球粘连，有无异物、分泌物潴留及肿物等	
	裂隙灯活体显微镜复位，关闭电源，整理物品，洗手，记录检查结果，告知被检者检查结果	

续表

项目	内容及评分标准	得分
注意事项	在操作过程中检查者应语言柔和、态度亲切，要注意人文关怀	
	对于怀疑有眼球破裂伤的被检者，应绝对避免翻转眼睑	
	对于怀疑结膜异物被检者，需要翻转上下眼睑，重点查看睑板沟，同时嘱被检者充分转动眼球查看上下穹隆部结膜	
	对于怀疑传染性结膜炎的被检者，应先检查健眼，再检查患眼；检查患眼后，应消毒双手，避免交叉感染	
总体评价		

二、结膜异物和结膜结石

结膜异物和结膜结石均是常见的需要进行临床操作的疾病之一。结膜异物是异物存在于结膜表面或嵌于结膜面，结膜结石是在睑结膜表面出现的黄白色结晶样物质，常见于慢性结膜炎患者或老年人。结石由脱落的上皮细胞和变性白细胞凝固而成。患者一般无自觉症状，无须治疗。如结石突出于结膜表面引起异物感，导致角膜擦伤，可在表面麻醉下用异物针或尖刀剔除。该知识点重点考查学生具体操作，而裂隙灯活体显微镜下结膜异物取出同结膜结石取出操作步骤一致，因此，此处重点介绍裂隙灯活体显微镜下结膜结石取出。

（一）操作步骤

（1）沟通。取出结膜结石前首先需要和被检者进行交流沟通，了解被检者的一般情况，判断其能否配合裂隙灯活体显微镜检查，同时告知被检者要做的检查项目、需要配合的内容（重点是眼球尽量平视前方，避免直视光源，尽量避免眨眼）、检查中可能出现的不适感（可以告知被检者因为操作之前应用表面麻醉，在操作时能感觉在做处置但不会有疼痛感，如有疼痛不适感需要及时告知，可能会有少量出血）。这些均有利于缓解被检者不适及焦虑的心情，方便更好地完成对被检者的诊查。

（2）准备物品。裂隙灯活体显微镜（检查是否能正常使用）、一次性针头、表面麻醉药物（检查日期，切勿使用过期药品）、蘸有生理盐水的棉签、抗生素滴眼液或眼膏、纱布。

（3）戴帽子、口罩、手套，洗手。

（4）滴表面麻醉药物3次，每次间隔5min，嘱被检者轻闭双眼。

（5）嘱被检者坐在裂隙灯活体显微镜前，取舒适坐位，下颌放在颌托上，额头向前贴在额托上，调整座椅、仪器工作台面、颌托及裂隙灯活体显微镜的高度，使被检者下颌舒适地置于颌托上，前额紧贴于额托，调整颌托调节旋钮，使被检眼外眦与立柱上的刻度线等高。检查者根据自己的屈光度调节目镜并调节目镜间距。

（6）嘱被检者闭眼。打开电源，调节裂隙灯明亮度调节旋钮为"N"。将放大倍率调为16。左手置于裂隙灯宽度调节按钮使裂隙灯宽度为宽光带，调节裂隙灯臂和显微镜臂并使其夹角为0°～30°。右手前后、左右及上下调节操纵手柄，以被检者上睑为目标进行对焦调整。

（7）左手翻开眼睑，暴露结石，右手前后、左右及上下调节操纵手柄，使裂隙灯光线聚焦于结石并清晰成像。

（8）右手持1ml注射器针头，直视下放于被检者眼前的宽光带内。

（9）在目镜下，右手用针头刺破结膜，向上轻挑出结石，用湿棉棒沾除异物。

（10）局部点抗生素眼膏或滴抗生素滴眼液，包扎眼部，告知被检者需要复诊及注意事项。

（11）将裂隙灯活体显微镜复位，关闭电源，整理物品，洗手。

（二）注意事项

（1）在操作过程中检查者应语言柔和、态度亲切，该操作为有创操作，操作过程中应注意人文关怀，如取结石过程中询问被检者有无疼痛不适。

（2）取出结石后如有少量出血，需要观察，无活动出血后告知被检者离开，如出血较多可适当按压止血，直到无活动出血。

（3）部分被检者取出结石后仍有摩痛感，尤其是有角膜擦伤的被检者，告知被检者一般24h后摩痛不适症状消失，嘱勿揉眼。

（4）第二日需要复诊。

（三）裂隙灯活体显微镜下结膜结石取出操作及评分标准

裂隙灯活体显微镜下结膜结石取出操作及评分标准见表2-3。

表2-3 裂隙灯活体显微镜下结膜结石取出操作及评分标准表

项目	内容及评分标准	得分
操作前准备	核对被检者信息，包括眼别，了解被检者的一般情况，判断其能否配合裂隙灯活体显微镜检查，确认适应证，排除禁忌证，同时告知被检者要做的检查项目、需要配合的内容（重点是眼球尽量平视前方，避免直视光源，尽量避免眨眼）、检查中可能出现的不适感（能感觉处置但不会有疼痛感，如有疼痛不适感需及时告知，可能有少量出血）	
	用物准备：裂隙灯活体显微镜（使用前检查是否正常），一次性针头、表面麻醉药物（核对药物名称及日期）、蘸有生理盐水的棉签、抗生素滴眼液或眼膏、纱布	
	戴口罩、帽子，洗手	
操作过程	嘱被检者取舒适坐位，滴表面麻醉药物3次，每次间隔5min，嘱被检者轻闭双眼	
	嘱被检者坐在裂隙灯活体显微镜前，取舒适坐位，下颌放在颌托上，额头向前贴在额托上，调整座椅、仪器工作台面，使被检者下颌舒适地置于颌托上，前额紧贴于额托上，调整颌托调节旋钮，使被检眼外眦与立柱上的刻度线等高。检查者根据自己的屈光度调节目镜并调节目镜间距	
	嘱被检者闭眼。打开电源，调节裂隙灯明亮度调节旋钮为"N"。将放大倍率调为16。左手置于裂隙灯宽度调节按钮使裂隙灯宽度为宽光带，调节裂隙灯臂和显微镜臂并使其夹角为0°～30°。右手前后、左右及上下调节操纵手柄，以被检者上睑为目标进行对焦调整	
	左手翻开眼睑，暴露结石，右手前后、左右及上下调节操纵手柄，使裂隙灯光线聚焦于结石并清晰成像	
	右手持1ml注射器针头，直视下放于患眼前的宽光带内	
	在目镜下，右手用针头刺破结膜，向上轻挑出结石，用湿棉棒沾除异物	
	局部涂抗生素眼膏，包扎眼部，告知被检者需要复诊及注意事项	
	将裂隙灯活体显微镜复位，关闭电源，整理物品，洗手	
注意事项	在操作过程中检查者应语言柔和、态度亲切，该操作为有创操作，操作过程中应注意人文关怀，如取结石过程中询问被检者有无疼痛不适	
	取出结石后如有少量出血，需要观察，无活动出血后告知被检者离开，如出血较多可适当按压止血，直到无活动出血	
	部分被检者取出异物后仍有摩痛感，尤其是有角膜擦伤的被检者，告知被检者一般24h后摩痛不适等症状会消失，嘱其勿揉眼	
	第二日需要复诊	
总体评价		

第三节　角膜相关疾病在裂隙灯活体显微镜中的表现

角膜病是主要致盲性眼病之一。结合技能竞赛情况，本节需要学生熟练掌握角膜的裂隙灯活体显微镜检查方法及裂隙灯活体显微镜下角膜异物的取出。

一、角膜的裂隙灯活体显微镜检查

（一）角膜的裂隙灯活体显微镜检查大体步骤

（1）和被检者进行沟通。沟通内容和裂隙灯活体显微镜检查基本相同，角膜炎的被检者在检查过程中有明显的眼部畏光感。

（2）检查者准备。在检查前、后务必要洗手，必要时戴手套。同时戴口罩、帽子。

（3）操作物品准备。裂隙灯活体显微镜准备（检查是否能正常使用）。

（4）嘱被检者坐在裂隙灯活体显微镜前，取舒适坐位，下颌放在颌托上，额头向前贴在额托上，调整座椅、仪器工作台面、颌托及裂隙灯活体显微镜的高度，使被检者下颌舒适地置于颌托上，前额紧贴于额托，调整颌托调节旋钮，使被检眼外眦与立柱上的刻度线等高。检查者根据自己的屈光度调节目镜并调节目镜间距。

（5）嘱被检者闭眼。打开电源，调节裂隙灯明亮度调节旋钮为"N"。将放大倍率调为16。左手置于裂隙灯宽度调节按钮使裂隙灯宽度为窄裂隙，调节裂隙灯臂和显微镜臂并使其夹角为45°。右手前后、左右及上下调节操纵手柄，以被检者上睑为目标进行对焦调整。

（6）嘱被检者自然睁眼，注视固视灯，调整固视灯位置，使被检眼注视正前方。右手操作操纵手柄，使裂隙灯和显微镜对焦于角膜并成像清晰，使角膜在裂隙下呈灰白色光学平行六面体光带并可见上皮层、前弹力层、基质层、后弹力层及角膜内皮层。调节裂隙灯光从颞侧扫描至鼻侧。观察角膜大小、形状、透明度、弯曲度及表面是否光滑。角膜有无混浊、水肿、浸润、溃疡、异物、瘢痕、新生血管或血管翳、角膜后沉着物等。

（7）将裂隙灯活体显微镜复位，关闭电源，整理物品，洗手，记录检查结果，告知被检者检查结果。

（二）注意事项

（1）调整裂隙、清晰对焦角膜这点非常重要，尤其对角膜异物的被检者，需要通过观察角膜异物位于六面体的哪一层，判断是否有穿透，从而制订下一步的治疗方案。

（2）对角膜溃疡被检者，通过对溃疡进行裂隙灯活体显微镜检查，观察角膜溃疡的深度，评估是否有穿透的可能，这对疾病的诊治及病情的评估至关重要。

（三）角膜的裂隙灯活体显微镜检查的操作及评分标准

角膜的裂隙灯活体显微镜检查的操作及评分标准见表2-4。

表2-4　角膜的裂隙灯活体显微镜检查操作及评分标准表

项目	内容及评分标准	得分
操作前准备	核对被检者信息，包括眼别，了解被检者的一般情况，判断其能否配合裂隙灯活体显微镜检查，确认适应证，排除禁忌证，同时告知被检者要做的检查项目、需要配合的内容（重点是眼球尽量平视前方，避免直视光源，必要时按要求转动眼球）、检查中可能出现的不适感	
	物品准备：裂隙灯活体显微镜（检查是否正常）	
	戴口罩、帽子，洗手	
操作过程	嘱被检者坐在裂隙灯活体显微镜前，取舒适坐位，下颌放在颌托上，额头向前贴在额托上，调整座椅、仪器工作台面，使被检者下颌舒适地置于颌托上，前额紧贴于额托，调整颌托调节旋钮，使被检眼外眦与立柱上的刻度线等高。检查者根据自己的屈光度调节目镜并调节目镜间距	
	嘱被检者闭眼。打开电源，调节裂隙灯明亮度调节旋钮为"N"。将放大倍率调为16。左手置于裂隙灯宽度调节按钮使裂隙灯宽度为窄裂隙，调节裂隙灯臂和显微镜臂并使其夹角为45°。右手前后、左右及上下调节操纵手柄，以被检眼上睑为目标进行对焦调整	

项目	内容及评分标准	得分
操作过程	嘱被检者自然睁眼，注视固视灯，调整固视灯位置，使被检眼注视正前方。右手操作操纵手柄，使裂隙灯和显微镜对焦于角膜并清晰成像，使角膜在裂隙下呈灰白色光学平行六面体光带，并可见上皮层、前弹力层、基质层、后弹力层及角膜内皮层。调节使裂隙灯光从颞侧扫描至鼻侧。观察角膜大小、形状、透明度、弯曲度及表面是否光滑。角膜有无混浊、水肿、浸润、溃疡、异物、瘢痕、新生血管或血管翳、角膜后沉着物等 将裂隙灯活体显微镜复位，关闭电源，整理物品，洗手，记录检查结果，告知被检者检查结果	
注意事项	操作过程中检查者应语言柔和、态度亲切，注意人文关怀 调整裂隙、清晰对焦角膜这点非常重要，尤其对角膜异物的被检者，通过观察角膜异物位于六面体的哪一层，判断是否有穿透，从而制订下一步的治疗方案。同时，对角膜溃疡被检者，需要通过对溃疡的裂隙灯活体显微镜检查，观察角膜溃疡的深度，评估是否有穿透的可能，这对疾病的诊治及病情的评估有至关重要的作用	
总体评价		

二、角 膜 异 物

角膜异物是眼科门诊常见疾病，角膜异物取出是裂隙灯活体显微镜下最常见的操作之一，是学生必须掌握的操作技能。角膜异物分表层异物、浅层异物、深层异物及穿透异物。表层异物及浅层异物取出一般在门诊裂隙灯活体显微镜下进行，深层异物可能需要多次取出，穿透异物需要在手术室显微镜下取出。表层异物在表面麻醉下通过蘸湿的棉签沾除，浅层或深层异物需要在裂隙灯活体显微镜下用注射器剔除。

（一）裂隙灯活体显微镜下角膜异物取出的操作步骤

（1）沟通。取出角膜异物前首先需要和被检者进行交流沟通，了解被检者的一般情况，判断其能否配合裂隙灯活体显微镜检查，确认适应证，排除禁忌证，同时告知被检者要做的检查项目、需要配合的内容（重点是眼球尽量平视前方，避免直视光源，尽量避免眨眼）、操作存在的风险（被检者眼位不配合可能引起医源性角膜损害，严重者可能发生角膜穿透伤）、检查中可能出现的不适感（被检者能感觉处置过程但不会有疼痛感，如有疼痛不适感需要及时告知）。这有利于缓解被检者不适及焦虑的心情，方便检查者更好地完成诊查。

（2）操作前准备：完成裂隙灯活体显微镜检查，判断异物深浅，一次性针头、表面麻醉药物（核对药名及日期）、蘸有生理盐水的湿棉签、抗生素滴眼液或眼膏，纱布。

（3）洗手，戴帽子、口罩。

（4）向被检眼滴表面麻醉药物 3 次，每次间隔 5min，嘱被检者轻闭双眼。

（5）嘱被检者坐在裂隙灯活体显微镜前，取舒适坐位，嘱被检者下颌放在颌托上，额头向前贴在额托上，调整座椅、仪器工作台面，使被检者下颌舒适地置于颌托上，前额紧贴于额托，调整颌托调节旋钮，使被检眼外眦与立柱上的刻度线等高。检查者根据自己的屈光度调节目镜并调节目镜间距。

（6）嘱被检者闭眼。打开电源，调节裂隙灯明亮度调节旋钮为"N"。将放大倍率调为 20。左手置于裂隙灯宽度调节按钮使裂隙灯宽度为较宽裂隙，调节裂隙灯臂和显微镜臂并使其夹角为 45°。右手前后、左右及上下调节操纵手柄，以被检眼上睑为目标进行对焦调整。

（7）嘱被检者自然睁眼，注视固视灯，调整固视灯位置，使被检眼注视正前方。检查者用左手拇指和示指扒开上、下眼睑，充分暴露角膜异物。右手操作操纵手柄，使裂隙灯和显微镜对焦于角膜异物使成像清晰。

（8）直视下右手持 1ml 注射器针头，放于被检者眼前的宽光带内。

（9）在目镜注视下，右手用针头挑出异物并用湿棉棒沾除异物，同时检查异物是否取干净。

（10）将裂隙灯活体显微镜复位，关闭电源，整理物品，洗手，记录检查处置结果，告知被检者处置结果。

（二）注意事项

（1）在操作过程中检查者应语言柔和、态度亲切。该操作为有创操作，操作过程中一定注意人文关怀。例如，取异物过程中注意询问被检者有无疼痛不适。

（2）取出异物后需要再次检查有无异常残留，包括结膜及结膜囊。

（3）告知被检者取出异物后目前仍有摩疼感属正常现象，24h后症状减轻或消失。嘱被检者勿揉眼。

（4）对于异物较深的被检者，取异物过程中需要反复调整裂隙为窄裂隙以确认异物深度，避免穿透角膜。告知被检者有分次取出异物的可能。

（5）有锈环的被检者需要将锈环取干净。

（6）嘱被检者第二日复诊。

（三）裂隙灯活体显微镜下角膜异物取出的操作及评分标准

裂隙灯活体显微镜下角膜异物取出的操作及评分标准见表2-5。

表2-5 裂隙灯活体显微镜下角膜异物取出的操作及评分标准表

项目	内容及评分标准	得分
操作前准备	核对被检者信息，包括眼别，了解被检者的一般情况，判断其能否配合裂隙灯活体显微镜检查，确认适应证，排除禁忌证，同时告知被检者要做的检查项目、需要配合的内容（重点是眼球尽量平视前方，避免直视光源，尽量避免眨眼）、操作存在的风险（被检者眼位不配合可能引起医源性角膜损害，严重者可能发生角膜穿透伤）、检查中可能出现的不适感（告知被检者能感觉操作过程，但不会有疼痛感，如有疼痛不适感需要及时告知）	
	物品准备：裂隙灯活体显微镜（检查是否正常），同时完成裂隙灯活体显微镜检查并判断异物深浅，一次性针头、表面麻醉药物（核对药物名称及日期）、蘸有生理盐水的湿棉签、抗生素滴眼液或眼膏，纱布	
	戴口罩、帽子，洗手	
操作过程	嘱被检者取舒适坐位，向被检眼滴表面麻醉药物3次，每次间隔5min，嘱被检者轻闭双眼	
	嘱被检者坐在裂隙灯活体显微镜前，取舒适坐位，嘱被检者下颌放在颌托上，额头向前贴在额托上，调整座椅、仪器工作台面，使被检者下颌舒适地置于颌托上，前额紧贴于额托，调整颌托调节旋钮，使被检眼外眦与立柱上的刻度线等高。检查者根据自己的屈光度调节目镜并调节目镜间距	
	嘱被检者闭眼。打开电源，调节裂隙灯明亮度调节旋钮为"N"。将放大倍率调为20。左手置于裂隙灯宽度调节按钮使裂隙灯宽度为较宽裂隙，调节裂隙灯臂和显微镜臂并使其夹角为45°。右手前后、左右及上下调节操纵手柄，以上睑为目标进行对焦调整	
	嘱被检者自然睁眼，注视固视灯，调整固视灯位置，使被检眼注视正前方。检查者用左手拇指和示指扒开上、下眼睑，充分暴露角膜异物。右手操作操纵手柄，使裂隙灯和显微镜对焦于角膜异物并使其成像清晰	
	直视下右手持1ml注射器针头，放于被检者眼前的宽光带内	
操作过程	在目镜注视下，右手用针头挑出异物并用湿棉棒沾除异物。同时检查异物是否取干净	
	将裂隙灯活体显微镜复位，关闭电源，整理物品，洗手，记录检查处置结果，告知被检者处置结果	
注意事项	在操作过程中检查者应语言柔和、态度亲切。该操作为有创操作，操作过程中一定注意人文关怀。例如，取异物过程中注意询问被检者有无疼痛不适	
	取出异物后需要再次检查有无异物残留，包括结膜及结膜囊	
	对于异物较深的被检者，取异物过程中需要反复调整裂隙为窄裂隙确认异物深度，避免角膜穿透。告知被检者有分次取出异物的可能	
	有锈环的被检者需要将锈环取干净	
	嘱被检者第二日复诊	
总体评价		

第四节 晶状体相关疾病的裂隙灯活体显微镜表现

裂隙灯活体显微镜能直观地了解晶状体的形态、位置、透明度，是晶状体相关疾病最重要也是最常用的检查方法之一。本节需要学生重点掌握晶状体的裂隙灯活体显微镜检查。

晶状体和角膜一样，在裂隙灯活体显微镜光束照射下可形成一个光学切面，正常晶状体由许多不连续的光带所构成，大致可分为囊膜、皮质、核等部分。随着年龄的增长，皮质和核逐渐因脱水而硬化，透明度日益减弱，晶状体的光学切面反光随之由青灰色向灰黄色转化。前囊膜光带为向前的凸弧形，后囊膜光带为向后的凸弧形。

（一）晶状体的裂隙灯活体显微镜检查大体步骤

（1）与被检者沟通：沟通内容和裂隙灯活体显微镜检查基本相同。

（2）检查者准备：检查前、后务必要洗手，必要时戴手套。同时戴口罩、帽子。

（3）操作物品准备：裂隙灯活体显微镜（检查是否能正常使用）。

（4）嘱被检者坐在裂隙灯活体显微镜前，取舒适坐位，下颌放在颌托上，额头向前贴在额托上，调整座椅、仪器工作台面、颌托及裂隙灯活体显微镜的高度，使被检者下颌舒适地置于颌托上，前额紧贴于额托，调整颌托调节旋钮，使被检眼外眦与立柱上的刻度线等高。检查者根据自己的屈光度调节目镜并调节目镜间距。

（5）嘱被检者闭眼。打开电源，调节裂隙灯明亮度调节旋钮为"N"。将放大倍率调为16。左手置于裂隙灯宽度调节按钮使裂隙灯宽度为窄裂隙，调节裂隙灯臂和显微镜臂并使其夹角为45°。右手前后、左右及上下调节操纵手柄，以被检眼上睑为目标进行对焦调整。

（6）嘱被检者自然睁眼，注视固视灯，调整固视灯位置，使被检眼注视正前方。右手操作操纵手柄，在瞳孔区内，将操纵手柄缓慢向前推移，可观察到由许多不连续灰白色光带构成的光学切面及晶状体在裂隙灯活体显微镜的成像。微调操纵手柄，使灰白色的光学切面清晰且由前到后可清晰分辨出前囊膜、前皮质、核、后皮质、后囊膜。主要观察晶状体是否透明，位置是否正常，如有混浊则注意其部位、范围、形状、颜色。

（7）将裂隙灯活体显微镜复位，关闭电源，整理物品，洗手，记录检查结果，告知被检者检查结果。

（二）注意事项

（1）小瞳孔下，裂隙灯活体显微镜对晶状体的检查不全面，需要散瞳检查。散瞳的相关注意事项见眼底病章节。

（2）对瞳孔散大困难的被检者，调整裂隙灯为窄裂隙这点非常重要，必要时可调裂隙灯明亮度调节旋钮为"H"并配合窄裂隙，这样更有利于观察晶状体的各层。

（三）晶状体的裂隙灯活体显微镜检查的操作及评分标准

晶状体的裂隙灯活体显微镜检查的操作及评分标准见表2-6。

表 2-6 晶状体的裂隙灯活体显微镜检查的操作及评分标准表

项目	内容及评分标准	得分
操作前准备	核对被检者信息，包括眼别，了解被检者的一般情况，判断其能否配合裂隙灯活体显微镜检查，确认适应证，排除禁忌证，同时告知被检者要做的检查项目、需要配合的内容（重点是眼球尽量平视前方，避免直视光源，必要时按要求转动眼球）、检查中可能出现的不适感 物品准备：裂隙灯活体显微镜（检查是否能正常使用） 戴口罩、帽子，洗手	

项目	内容及评分标准	得分
操作过程	嘱被检者坐在裂隙灯活体显微镜前，取舒适坐位，嘱被检者下颌放在颌托上，额头向前贴在额托上，调整座椅、仪器工作台面，使被检者下颌舒适地置于颌托上，前额紧贴于额托，调整颌托调节旋钮，使被检眼外眦与立柱上的刻度线等高。检查者根据自己的屈光度调节目镜并调节目镜间距	
	嘱被检者闭眼。打开电源，调节裂隙灯明亮度调节旋钮为"N"。将放大倍率调为 16。左手置于裂隙灯宽度调节按钮使裂隙灯宽度为窄裂隙，调节裂隙灯臂和显微镜臂并使其夹角为 45°。右手前后、左右及上下调节操纵手柄，以被检眼上睑为目标进行对焦调整	
	嘱被检者自然睁眼，注视固视灯，调整固视灯位置，使被检眼注视正前方。右手操作操纵手柄，在瞳孔区内，将操纵手柄缓慢向前推移，可观察到由许多不连续灰白色光带构成的光学切面及晶状体在裂隙灯活体显微镜的成像。微调操纵手柄，使灰白色的光学切面清晰且由前到后可清晰分辨出前囊膜、前皮质、核、后皮质、后囊膜。主要观察晶状体是否透明，位置是否正常，如有混浊注意其部位、范围、形状、颜色	
	将裂隙灯活体显微镜复位，关闭电源，整理物品，洗手，记录检查结果，告知被检者检查结果	
注意事项	在操作过程中检查者应语言柔和，态度亲切，一定注意人文关怀	
	小瞳孔下，裂隙灯活体显微镜对晶状体的检查不全面，需要散瞳检查。散瞳的相关注意事项见眼底病章节。对瞳孔散大困难的被检者，调整裂隙灯为窄裂隙这点非常重要，必要时可调节裂隙灯明亮度调节旋钮为"H"并配合窄裂隙，这样更有利于观察晶状体的各层	
总体评价		

第五节 葡萄膜炎相关疾病在裂隙灯活体显微镜中的表现

在葡萄膜炎疾病中，裂隙灯活体显微镜检查重点观察前房及前部玻璃体腔内是否有炎症改变。本节中，学生需重点掌握使用裂隙灯活体显微镜观察虹膜、前房及前部玻璃体的方法。

（一）前房、虹膜、前部玻璃体操作步骤

裂隙灯活体显微镜下，前房表现为角膜灰白色光带和虹膜或晶体光带之间的暗区，虹膜呈一棕色光带，前部玻璃体表现为晶状体灰白色光学切面之后的暗区，其操作步骤如下：

（1）与被检者进行沟通：沟通内容和裂隙灯活体显微镜检查基本相同。

（2）检查者准备：在检查前、后务必要洗手，必要时戴手套。要戴口罩、帽子。

（3）物品准备：裂隙灯活体显微镜（检查是否能正常使用）。

（4）嘱被检者坐在裂隙灯活体显微镜前，取舒适坐位，嘱被检者下颌放在颌托上，额头向前贴在额托上，调整座椅、仪器工作台面、颌托及裂隙灯活体显微镜的高度，使被检者下颌舒适地置于颌托上，前额紧贴于额托，调整颌托调节旋钮，使被检眼外眦与立柱上的刻度线等高。检查者根据自己的屈光度调节目镜并调节目镜间距。

（5）嘱被检者闭眼。打开电源，调节裂隙灯明亮度调节旋钮为"N"。将放大倍率调为 16。左手置于裂隙灯宽度调节按钮使裂隙灯宽度为较宽裂隙，调节裂隙灯臂和显微镜臂并使其夹角为 45°。右手前后、左右及上下调节操纵手柄，以上睑为目标进行对焦调整。

（6）嘱被检者自然睁眼，注视固视灯，调整固视灯位置，使被检眼注视正前方。右手操作操纵手柄，利用直接焦点照明法使裂隙灯和显微镜对焦于虹膜，由颞侧到鼻侧，再由鼻侧到颞侧，观察虹膜纹理是否清楚，颜色是否正常，有无新生血管、结节，有无震颤，有无撕裂、穿孔或异物，与角膜或晶体有无粘连，瞳孔的大小、形状、位置，两侧是否对称，瞳孔有无闭锁。

（7）右手操作操纵手柄，使裂隙灯和显微镜对焦于瞳孔区虹膜，左手通过裂隙灯宽度调节按钮调节裂隙灯宽度以了解瞳孔直接对光反射是否灵敏。

（8）左手将裂隙灯宽度调为窄裂隙，右手操作操纵手柄使裂隙灯和显微镜对焦于角膜灰白色光带后的暗区并清晰成像，由颞侧到鼻侧，再由鼻侧到颞侧，观察前房情况，注意观察房水有无炎性细胞、渗出物、积血或积脓等。

（9）将裂隙光调为最窄且与显微镜夹角成 60°，照射颞侧角膜缘，以该处角膜光切面厚

度来评估可见极周边部角膜后表面到虹膜前表面的距离。

（10）调节裂隙灯明亮度调节旋钮为"H"，拨动光栏盘手轮，使裂隙灯光源变为点光源，右手操作操纵手柄，利用直接焦点照明法使裂隙灯和显微镜对焦于瞳孔区前房，观察前房内有无房水闪辉。

（11）拨动光栏盘手轮，使裂隙灯高度变长，左手将裂隙灯宽度调为窄裂隙，调整裂隙灯臂和显微镜臂并使其夹角为 10°～30°。右手操作操纵手柄，使裂隙灯和显微镜对焦于晶状体灰白色光学切面之后的暗区并清晰成像。观察玻璃体有无混浊、炎性渗出、色素颗粒或积血。

（12）将裂隙灯活体显微镜复位，关闭电源，整理物品，洗手，记录检查结果，告知被检者检查结果。

（二）注意事项

（1）前房检查需要在绝对暗室条件下进行，这样观察效果更好。

（2）葡萄膜炎早期，部分被检者房水或渗出不明显，为了更有效地观察，可调节裂隙灯明亮度调节旋钮为"H"，将其放大倍率调为 20。

（三）虹膜、前房及前部玻璃体的裂隙灯活体显微镜检查操作及评分标准

虹膜、前房及前部玻璃体的裂隙灯活体显微镜检查操作及评分标准见表 2-7。

表 2-7　虹膜、前房及前部玻璃体的裂隙灯活体显微镜检查操作及评分标准表

项目	内容及评分标准	得分
操作前准备	核对被检者信息，包括眼别，了解被检者的一般情况，判断其能否配合裂隙灯活体显微镜检查，确认适应证，排除禁忌证，同时告知被检者要做的检查项目、需要配合的内容（重点是眼球尽量平视前方，避免直视光源，必要时按要求转动眼球）、检查中可能出现的不适感	
	物品准备：裂隙灯活体显微镜（检查是否能正常使用）	
	戴口罩、帽子、洗手	
操作过程	嘱被检者坐在裂隙灯活体显微镜前，取舒适坐位，嘱被检者下颌放在颌托上，额头向前贴在额托上，调整座椅、仪器工作台面，使被检者下颌舒适地置于颌托上，前额紧贴于额托，调整颌托调节旋钮，使被检眼外眦与立柱上的刻度线等高。检查者根据自己的屈光度调节目镜并调节目镜间距	
	嘱被检者闭眼。打开电源，调节裂隙灯明亮度调节旋钮为"N"。将放大倍率调为 16。左手置于裂隙灯宽度调节按钮使裂隙灯宽度为较宽裂隙，调节裂隙灯臂和显微镜臂并使其夹角为 45°。右手前后、左右及上下调节操纵手柄，以上睑为目标进行对焦调整	
	嘱被检者自然睁眼，注视固视灯，调整固视灯位置，使被检眼正前方注视。右手操作操纵手柄，利用直接焦点照明法使裂隙灯和显微镜对焦于虹膜，由颞侧到鼻侧，再由鼻侧到颞侧，观察虹膜纹理是否清楚，颜色是否正常，有无新生血管、结节，有无震颤，有无撕裂、穿孔或异物，与角膜或晶体有无粘连，瞳孔的大小、形状、位置，两侧是否对称，瞳孔有无闭锁	
	右手操作操纵手柄，使裂隙灯和显微镜对焦于瞳孔区虹膜，左手通过裂隙灯宽度调节按钮调节裂隙灯宽度以了解瞳孔直接对光反射是否灵敏	
	左手将裂隙灯宽度调为窄裂隙，右手操作操纵手柄使裂隙灯和显微镜对焦于角膜灰白色光带后的暗区并清晰成像，由颞侧到鼻侧，再由鼻侧到颞侧，观察前房情况，注意观察房水有无渗出物、积血或积脓等	
	将裂隙光调为最窄且与显微镜夹角成 60°，照射颞侧角膜缘，以该处角膜光切面厚度来评估可见极周边部角膜后表面到虹膜前表面的距离	
	调节裂隙灯明亮度调节旋钮为"H"，拨动光栏盘手轮，使裂隙灯光源变为点光源，右手操作操纵手柄，利用直接焦点照明法使裂隙灯和显微镜对焦于瞳孔区前房，观察前房内有无房水闪辉	
	拨动光栏盘手轮，使裂隙灯高度变长，左手将裂隙灯宽度调为窄裂隙，调整裂隙灯臂和显微镜臂并使其夹角为 10°～30°。右手操作操纵手柄，使裂隙灯和显微镜对焦于晶状体灰白色光学切面之后的暗区并成像清晰。观察玻璃体有无混浊、炎性渗出、色素颗粒或积血	
	将裂隙灯活体显微镜复位，关闭电源，整理物品，洗手，记录检查结果，告知被检者检查结果	
注意事项	在操作过程中，检查者应语言柔和、态度亲切，还应注意人文关怀	
	前房检查需要在绝对暗室条件下进行	
总体评价		

第六节　裂隙灯活体显微镜检查模拟题

在此需要提醒同学们：技能竞赛的考核内容多是眼科常见病和多发病，因此在分析和诊断疾病时首先考虑的均为眼部常见病、多发病。通过裂隙灯活体显微镜检查，角膜炎、结膜炎、虹膜炎、白内障等眼前节疾病均可直观看见阳性体征，结合被检者症状，学生给出诊断比较容易。下面给出部分例题供同学们练习。

模拟题一

题干：被检者自觉右眼摩擦感 1d，不伴分泌物。

要求：①完成裂隙灯活体显微镜检查；②检查发现右眼角膜铁锈样异物 1 枚，要求裂隙灯活体显微镜检查下取出异物。

解析：

1. 操作　按照裂隙灯活体显微镜下角膜异物取出的操作及评分标准表完成（表 2-5）。

2. 分析思路

（1）临床中以眼部摩擦感为主征的疾病最常见是异物或肿物（角膜或结膜）、炎症（角膜或结膜）。

（2）从症状角度：结膜炎症多伴有分泌物，如水样、黏性、脓性分泌物等，角膜炎症多伴有畏光流泪。通过以上分析后，大体有一定的判断，下一步通过裂隙灯活体显微镜检查明确诊断。

（3）裂隙灯活体显微镜检查可见角膜上有一异物，诊断明确，但此时不能放弃对眼前节其他结构的检查，避免漏诊。例如，角膜异物同时结膜囊内也可能有异物。

（4）给出诊断：此时需要注意眼科诊断必须标出眼别，否则会扣分。

模拟题二

题干：右眼畏光流泪不适 1d，加重 1d，有戴角膜接触镜史。

要求：①完成裂隙灯活体显微镜检查；②给出诊断及下一步治疗方案。

解析：

1. 操作　按照裂隙灯活体显微镜下角膜异物取出的操作及评分标准表完成（表 2-5）。

2. 诊断　右眼细菌性角膜炎。

3. 治疗方案

（1）取结膜囊内分泌物行细菌培养及药敏试验。

（2）给予广谱抗生素滴眼液治疗：如给予左氧氟沙星滴眼液 4 次/天滴右眼，左氧氟沙星眼膏晚 1 次点右眼。

（3）禁止戴角膜接触镜。

（4）明日复诊。

4. 分析思路

（1）临床中以眼部畏光流泪为主诉的疾病，最常见是角膜炎症或葡萄膜炎，裂隙灯活体显微镜检查时就可以重点检查角膜有无异常及前房有无闪辉、有无角膜后沉着物、虹膜有无结节等。

（2）从症状或病史角度：被检者有戴角膜接触镜史，此时考虑有角膜炎的可能。

（3）裂隙灯活体显微镜检查可见右眼角膜局部浸润病灶，诊断明确。诊断明确后，需要重点观察角膜炎病灶的形态，有无伪足、有无免疫环等，为进一步明确角膜炎的分型，是细菌还是病毒，是真菌还是阿米巴等提供参考。如有溃疡则需要观察溃疡深度，以判断病情。

（4）此时，不能放弃对眼前节其他结构的检查，避免漏诊。

模拟题三

题干：右眼无痛性视力下降 1 年，无恶心呕吐，无视物变形，无畏光流泪。

要求：①完成裂隙灯活体显微镜检查；②给出诊断及下一步治疗方案。

解析：

1. 操作 按照晶状体的裂隙灯活体显微镜检查的操作及评分标准表完成（表 2-6）。

2. 诊断 右眼老年性白内障。

3. 治疗方案 择期手术治疗。

4. 分析思路

（1）临床中以无痛性视力下降为主诉的疾病，最常见的是白内障、开角型青光眼或眼底视网膜疾病，在裂隙灯活体显微镜检查时重点检查晶状体情况。必要时需要散瞳以评估晶体混浊程度是否和视力下降程度相符合，临床上很多老年人白内障和眼底疾病及青光眼同时存在。因此，下一步的检查包括视力、眼压及散瞳查看白内障情况和眼底情况。

（2）对老年性白内障，必须在有排除诊断后才能给出明确诊断，因此在散瞳后，看见晶体混浊只能考虑可能是白内障引起视力下降，需要排除眼底疾患和青光眼等疾病后才能给出明确诊断。

模拟题四

题干：右眼突然疼痛伴视力下降 1h，伴恶心呕吐，既往反复发作 1 年，每次发作伴同侧鼻根酸痛及虹视，未重视，休息后可缓解。

要求：①完成裂隙灯活体显微镜检查；②给出诊断；③鉴别诊断有哪些？还需要完善哪些眼部检查？

解析：

1. 操作 完成裂隙灯活体显微镜检查。

2. 诊断

（1）诊断：右眼急性闭角型青光眼。

（2）鉴别诊断：偏头痛、急性虹膜睫状体炎、胃肠道疾病、颅脑疾病。

（3）下一步检查：视力、眼压、眼底，角膜清亮的情况下完善房角检查。

3. 分析思路

（1）临床中以眼疼伴视力下降为主诉的疾病，最常见是青光眼、葡萄膜炎、巩膜炎，部分视神经炎被检者也会伴眼球疼痛，但疼痛特点不一样，青光眼因眼压增高而有眼球胀痛伴同侧头痛，葡萄膜炎被检者眼部疼痛和青光眼被检者相似，视神经炎疼痛多为眼部球后转动疼，巩膜炎夜间疼痛明显。

（2）裂隙灯活体显微镜检查时重点检查巩膜有无充血、结节，结膜有无混合充血，房角情况，角膜水肿、角膜后沉着物情况，前房有无房闪、瞳孔有无散大等，同时，眼压检查是诊断此病必不可少的项目。

（3）需要与急性虹膜睫状体炎鉴别，同时因需要鉴别青光眼是原发还是继发，是开角还是闭角，下一步眼底检查及房角检查极其重要。

胥利平　夏　晖

第三章 眼底检查法

【导读】眼底检查是临床技能竞赛中眼科考点中的重点难点，也是整个竞赛中最容易丢分的项目。2013 年全国高等医学院校大学生临床技能竞赛（华北赛区）结果分析中，所有赛道平均成绩最低的操作是眼底检查。近年来，眼科的考试范围在不断地变化，但每年的考点中都有眼底检查的相关内容，并且连续近 2 年全国高等医学院校大学生临床技能竞赛眼科考试的题目都是直接检眼镜检查，因此眼底检查法的掌握对于临床技能竞赛的成绩尤为重要。

第一节 直接检眼镜检查法

眼底通常是指晶状体后的眼部结构，包括玻璃体、视网膜、黄斑部、脉络膜和视盘等重要部位。检眼镜检查法是临床常用的眼底检查法，对眼底的评估及疾病的筛查具有重要意义。常用的检眼镜根据其成像原理分为直接检眼镜（direct ophthalmoscope）和间接检眼镜两种。这一节我们重点介绍的是直接检眼镜检查法，该检查方法是最常用的眼底检查方法，是每个参加临床技能竞赛的学生必须掌握的操作之一。

应用直接检眼镜检查眼底的方法称为直接检眼镜检查法，因为检查时所看到的眼底像为正像或直像，故又称为正像或直像检查法。直接检眼镜的放大倍率约为 16 倍，除了可以观察眼后节结构外，还可估计眼底病变隆起的高度，粗略判断被检者的注视点。但是，这种检查方法也具有观察范围有限、单眼观察图像缺乏立体感、容易受屈光间质混浊影响等缺点。

一、直接检眼镜的内部构造

直接检眼镜的内部构造大致相同，基本分为照明系统、光阑圈、投射镜、反射镜、透镜盘、滤光片。

二、直接检眼镜的外部构造

直接检眼镜（图 3-1）一般分为头、颈、体 3 个部分。主要的光源与旋钮位于头部，体部一般有开关及电源，部分检眼镜在颈部可旋转调整光的亮度。

检眼镜头部正面为与被检者接触的一面，反面为与检查者接触的一面（图 3-2）。

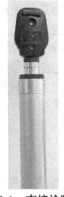

图 3-1　直接检眼镜

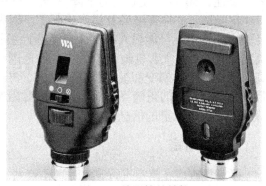

图 3-2　检眼镜的结构

（一）检眼镜头部正面由上到下的结构

（1）接目口：检查时必须将接目口对准被检者的眼睛。

（2）光色旋钮：部分检眼镜可见光色旋钮分为绿光、白光、偏极光。绿光用于观察血管；白光用于一般检查；偏极光用于消除角膜反光。

（3）光圈旋钮：分为小光圈、中光圈、大光圈、刻度光圈、裂隙光光圈等。小光圈用于小瞳孔，专为观察眼底黄斑区而设计，可减少瞳孔反应，提高被检者舒适度；大光圈通过散瞳最大面积地照亮眼底；中光圈可在周边检查中，更好地照亮未散瞳的眼睛，在儿科检查中尤为实用；刻度光圈用于测量视网膜病变的大小；裂隙光光圈用于观察病变的深度。

（二）检眼镜头部反面由上到下的结构

（1）眉垫：使用时应靠近检查者的眉毛。

（2）观察孔：对准检查者眼睛，供观察眼底时使用。

（3）镜片度数数字显示孔：黑字为正，红字为负。负数用来补充近视眼度数不足，正数用来补充远视眼度数不足。也就是近视眼用红色的负数，远视眼用黑色的正数，用来补偿检查者及被检者的屈光不正。如果被检者是远视眼，视网膜离瞳孔的距离会比正常人近，需要用凸透镜将焦点回调至视网膜上。反之，如果被检者是近视眼，这个距离比正常人远，则需要用凹透镜将焦点调远至视网膜上。这是一个在使用检眼镜的操作中通过不断转动头部侧面的转动拨盘调整球镜的度数的过程，可以调整的范围通常为$-25\sim+20D$。

三、直接检眼镜眼底检查前的准备工作

眼底检查操作前首先需要和被检者进行交流沟通，详细询问一般状况、现病史、既往史、家族史，初步了解被检者视力、眼压、眼前节情况，为进一步散瞳检查做好评估及准备工作。事先告知被检者要进行的检查、该检查的目的及被检者需要配合的内容，有利于缓解被检者不适及焦虑的心情，方便检查者更好地对被检者做出正确的诊断。

（一）沟通

检查前应对被检者进行全面的了解和检查，包括主诉、询问病史、视力、眼压、眼前节情况及全身状况、过敏史、原发病、家族史等，明确眼底检查的方向及重点。近年来的考试题型基本都是病例分析题，给出一个题干让学生独立分析，抽丝剥茧，最终得出正确的临床诊断。这种题型形式新颖有趣，能够调动学生的主观能动性，同时也能使学生养成正确的临床思维模式，独立地诊疗疾病。以第四届南华大学大学生临床技能竞赛为例，题干是"被检者，女性，50 岁，左眼视力下降 3 天，既往有高血压病史，请为其行眼底检查并完成答题卡（记录题干、检查结果及初步诊断）"。因为考生为在校临床专业的学生，没有足够的临床经验，竞赛组不可能强人所难，出专业性很强的题目，题干中提示被检者年龄为 50 岁且有高血压病史，很大程度地缩小了答案的范围。根据年龄及病史首先应该考虑与原发病相关的高血压性视网膜病变和视网膜静脉阻塞，再结合眼底照片眼底可见大片火焰状出血，答案就很明显了，该题的正确答案是视网膜静脉阻塞。因此，检查前了解被检者的基础状况，可为诊断疾病提供大量的信息。

（二）暗室

眼底检查应在暗室进行，此时瞳孔较大，有利于照明光线进入眼内，能提高对比度。在光线较强的环境，瞳孔小，在检眼镜照射下瞳孔由于对光反射进一步缩小，不利于检眼镜光线进

入眼内,对比度也不理想,初学者很难看清眼底。年轻人、近视被检者在暗环境下瞳孔自然开大,有的可达6~7mm,可起到替代散瞳药的效果。因此,临床竞赛眼底检查环境准备时一定强调在暗室中进行,此过程可以口述。

(三)散瞳

眼底检查可以有散瞳和不散瞳两种检查方式。不散瞳行眼底检查主要用于眼病筛查时初步了解被检者视盘、眼底后极部、颞上和颞下血管弓附近及黄斑部的情况。检查时嘱被检者向不同方向注视,可以将检查范围扩展到赤道部。对散瞳药过敏或者禁忌者,如原发闭角型青光眼或浅前房者,通常在小瞳孔下检查眼底,但是对于初学者来说,小瞳孔看眼底比较困难,应从散瞳后的被检者练起。对有眼底疾病者,通常需要散瞳后检查眼底。瞳孔散大、固定,有利于各种眼底病的检查及诊断。临床技能竞赛应用的模拟人头部有个旋钮,可以调节瞳孔的大小。在考试中遇到需要散瞳检查被检者,可以口述散瞳过程并调整瞳孔大小后用大光圈行眼底检查。

1. 散瞳禁忌证 未经过手术或激光治疗的闭角型青光眼和对散瞳药物过敏者禁用。闭角型青光眼在接受激光或手术前是不能使用散瞳药物的,特别是硫酸阿托品类散瞳药,否则有可能引起闭角型青光眼的急性发作。

2. 散瞳前准备

(1)询问有无药物过敏史。

(2)询问全身病史,如有无高血压、心脏疾病、糖尿病等。

(3)询问有无眼病史特别是青光眼病史。

(4)询问有无青光眼家族史。

(5)初步评估眼部情况能否散瞳。可以用裂隙灯活体显微镜或手电筒照明法来估计前房深度,特别是周边前房深度和虹膜膨隆的情况,对于前房浅、房角窄的患者,散瞳时应当特别注意。同时,观察晶状体的混浊情况是否属于白内障膨胀期。散瞳前还应该了解被检者眼压情况、视盘凹陷、有无视盘中央动脉搏动等。

3. 散瞳药物的使用 检查眼底通常使用单纯散瞳剂或弱的睫状肌麻痹剂,可以在检查结束后,使瞳孔尽快恢复正常,减轻被检者畏光、视物模糊等不适感。

4. 散瞳方法及药物起效时间 将散瞳药物滴入结膜囊,一次1滴,间隔5min滴第2次。滴眼后应压迫泪囊部2~3min,防止药液经鼻黏膜吸收过多引发全身不良反应。散瞳药物滴眼后5~10min开始起效,15~20min瞳孔散得最大,大约维持1.5h后瞳孔开始恢复,6~8h瞳孔恢复至滴药前水平。

5. 散瞳后注意事项

(1)告知被检者散瞳只是一种检查手段,瞳孔散大后有6~8h的畏光及近距离阅读困难的症状,不会使视力永久下降,从而减少被检者的不安及焦虑。

(2)散瞳药可使开角型青光眼被检者眼压暂时轻度升高。

(3)偶见眼局部刺激症状。

(4)散瞳检查眼底后,应当对老年人或浅前房被检者严密观察,待瞳孔恢复且无异常后方可离去。

(5)不可使用毛果芸香碱滴眼液缩瞳来避免青光眼发作,这可能导致瞳孔痉挛,瞳孔保持在中度大小,反而会诱发原发性闭角型青光眼的急性发作。

四、直接检眼镜检查的操作过程

使用直接检眼镜能够通过被检者的瞳孔直接看到眼内结构,其原理是检眼镜发出的光线透过角膜、瞳孔及晶状体聚焦在眼球内表面的视网膜上，产生直立、放大的图像。初学者很多时候只看到一片强反光，什么也看不清，其实大多数的时候是因为检眼镜的光只照到被检者角膜上，没有通过被检者的瞳孔照射到视网膜上就全部反射回自己的眼内，所以感觉看起来就是白茫茫一片。检眼镜的检查其实是遵循了"三点一线"的原理，如同打靶一样，就是要将自己的瞳孔、检眼镜观察孔与被检者的瞳孔放在同一条直线上，才能窥入眼底。

（一）直接检眼镜的持镜方法

持镜时，以示指转动头部侧面的转动拨盘，选取转盘镜片，达到看清眼底的最佳状态，拇指及其余三指握住检眼镜手柄，不持检眼镜的另一只手可以固定被检者的头部，有上睑下垂及睑皮松弛的被检者，检查者可以用拇指轻提其上睑，充分暴露检查部位，方便检查。先查被检者右眼，检查者位于被检者的右侧，以右手持检眼镜用自己的右眼检查被检者的右眼，左眼可以正常睁开，初学者可以闭上左眼；然后查被检者左眼，转到被检者左侧，以左手持检眼镜用自己的左眼检查被检者的左眼，切记右对右，左对左，位置不能错，否则和被检者直接脸贴脸，是眼底检查的大忌。

（二）眼底检查顺序及内容

1. 透照法 眼底检查第一步先应用透照法观察眼的屈光间质有无混浊。

具体操作方法：将镜片转盘拨到+8～+10D，距被检眼10～20cm，正常时，瞳孔区呈橘红色反光，若屈光间质有混浊，红色反光中会出现黑影；此时嘱被检者转动眼球，如黑影移动方向与眼球运动方向一致，表明混浊位于晶状体前方，反之，则位于晶状体后方，如不动则表明其在晶状体上。

2. 眼底检查 具体操作：将转盘拨到"0"处，距被检眼2cm，根据检查者及被检者屈光状态不同，拨动转盘至看清眼底为止。嘱被检者向正前方注视，检眼镜光源经瞳孔偏鼻侧约15°射入，拨动转盘至看清眼底为止。先检查视盘，再沿血管走向观察颞上、颞下、鼻上及鼻下等象限，嘱被检者转动眼球以检查视网膜周边部，最后嘱被检者注视检眼镜灯光，检查其黄斑部，注意观看黄斑时间不能过长，避免造成不可逆的黄斑损伤。

3. 眼底检查的顺序 玻璃体—视盘—沿血管走向按顺序检查视网膜（顺序为颞上、颞下、鼻上及鼻下象限）—视网膜周边部—黄斑。

4. 眼底检查结果记录

（1）视盘大小、形状（是否有先天发育异常）、颜色（是否有视神经萎缩）、边界（有无视盘水肿、炎症）和视盘的大小及深度并确定杯盘比（*C/D*）（杯盘比是否异常）。

（2）视网膜血管的管径大小是否均匀一致，颜色、动静脉比例（正常2:3）、形态、有无搏动及动静脉交叉压迫。

（3）黄斑部及中心凹光反射情况，黄斑有无出血、渗出、前膜、裂孔、玻璃膜疣等。

（4）视网膜有无出血、渗出、裂孔、变性、色素增生或脱失，描述其大小、形状、数量等。明显的异常可在视网膜图上绘出。通常以视盘直径（1PD=1.5mm）为单位，估计病变范围大小及其与视盘之间的距离。病变视盘的水肿隆起或凹陷，通常以病变区与正常视网膜之间屈光度之差计算，差数为"+"者表示隆起，差数为"−"表示凹陷。

五、直接检眼镜检查操作及评分标准

直接检眼镜检查操作及评分标准见表3-1。

表 3-1　直接检眼镜检查操作及评分标准表

项目	内容及评分标准	得分
操作前准备	核对被检者信息，包括眼别、一般情况，告知被检者操作目的、意义及流程，询问被检者病史并了解其有无青光眼病史、青光眼家族史、药物过敏史，了解被检者前房深浅（可用手电筒照明法来估计前房深度，特别是周边前房深度和虹膜膨隆的情况）、手测眼压	
	物品准备：直接检眼镜（检查检眼镜能否正常使用）、散瞳药（核对药物名称及日期）、棉球或棉签	
	戴口罩、帽子，洗手	
	散瞳：嘱被检者向上看，以棉签拉开被检者下眼睑，在距眼睑 1～2cm 处将滴眼液滴入下睑结膜囊（勿滴在角膜上以免刺激角膜），嘱被检者闭眼 1～2min，擦去溢出的多余滴眼液，棉球按压泪囊 2～3min（可口述或嘱被检者自行压迫），嘱被检者闭眼等待 30min，口述此过程并调节模拟人头部旋钮，调节模拟人为大瞳孔状态	
	环境要求：暗室进行（关闭灯开关）	
操作过程	被检者取坐位或卧位	
	先右眼后左眼，检查右眼时，站在被检者右侧，检查者以右眼观察被检者的右眼；检查左眼时，站在被检者的左侧，检查者以左眼观察被检者的左眼	
	调整检眼镜光圈大小，散瞳检查时将检眼镜调至大光圈，未散瞳则根据被检者瞳孔大小调整至大光圈或小光圈	
	持镜时，以示指转动拨盘，选取转盘镜片，达到看清眼底的最佳状态，拇指及其余三指握住检眼镜手柄	
	第一步透照法：用于观察眼的屈光间质有无混浊。将镜片转盘拨到+8～+10D，距被检眼 10～20cm。正常时，瞳孔区呈橘红色反光，若屈光间质有混浊，红色反光中会出现黑影；此时嘱被检者转动眼球，如黑影移动方向与眼球运动方向一致，表明混浊位于晶状体前方，反之，则位于晶状体后方，如不动则表明其在晶状体上	
	第二步将转盘拨到"0"处，距被检眼 2cm，嘱被检者向正前方注视，检眼镜光源经瞳孔偏鼻侧约 15°射入，拨动转盘至看清眼底为止。先检查视盘，再沿血管走向观察颞上、颞下、鼻上及鼻下象限，嘱被检者转动眼球以检查视网膜周边部，最后嘱被检者注视检眼镜灯光，检查黄斑部	
	第三步检查完要将检眼镜转盘拨回"0"，关闭电源，放好检眼镜	
	记录检查结果。眼底检查记录：视盘大小、形状、颜色、边界和病理凹陷；视网膜血管的管径大小、是否均匀一致、颜色、动静脉比例、形态、有无搏动及动静脉交叉压迫；黄斑部及中心凹光反射情况；视网膜有无出血、渗出、裂孔、变性、色素增生或脱失，描述其大小、形状、数量等	
	（正常眼底描述：视盘圆形，淡红色，边界清楚，C/D=0.3，静脉无迂曲怒张、动脉管径均匀一致，动静脉比例约 2：3，动静脉无交叉压迫，无异常血管搏动，黄斑中心凹反射可见，视网膜无色素脱失及增生，无出血点、渗出及新生血管、变性、裂孔）	
注意事项	结束操作后向被检者解释眼底情况并告知被检者瞳孔需要 6～8h 恢复正常大小，恢复期间的注意事项，老年人或前房浅的被检者应严密观察，待其瞳孔恢复且无异常后方可离去	
总体评价		

六、直接检眼镜检查注意事项

（1）被检者体位采用坐位或卧位。

（2）暗室。

（3）散瞳前，一定询问被检者有无青光眼、青光眼家族史、药物过敏史，行指测眼压，如有手电筒可以初步看一下前房深度,散瞳后询问被检者有无不适并告知被检者散瞳后的注意事项（畏光、视物模糊等）。

（4）检查时嘱被检者注视正前方目标，减少被检者直视检眼镜光源的时间，防止损伤黄斑。射入被检者眼内的光线强度应该降低到诊断所需的最低限度,该设备在最大强度和最小光圈下操作 3min 可能会产生潜在光辐射危害。

（5）根据被检者瞳孔大小调整光圈大小，散瞳后或瞳孔大者使用大光圈，瞳孔小者使用小光圈。

（6）持镜时示指放在屈光调节转盘的边缘，方便检查时随时转动转盘，近视眼用红色的负

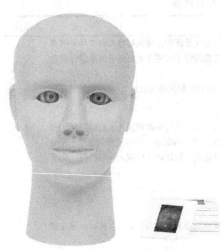

图 3-3　模拟人使用的眼底图片

数表示，远视眼用黑色的正数表示，矫正检查者及被检者的屈光不正。如转盘度数不够，检查者或被检者可戴自己的眼镜弥补残余屈光度。

（7）检查完转盘度数要拨回"0"，关闭电源，避免长时间开启电源而损伤检眼镜。

（8）近年来，在得分点中重点提出人文关怀，检查前要告知患者检查目的，注意事项，操作需要配合事宜及检查后告知患者病情、散瞳后注意事项等，要态度和蔼、动作轻柔。

（9）在临床技能竞赛考试中，使用的是模拟人及塑封图片，观看难度超过真人眼底，选用的眼底图片用塑料膜封装后，反光异常，观察难度超过正常眼底，学生观看眼底时不但要避开角膜反光，还要找角度避开图片塑封膜的反光，因此要想取得好成绩需要在模拟人上反复练习（图 3-3 ）。

第二节　眼底检查需要掌握的基本概念

一、正　常　眼　底

正常视盘呈椭圆形，浅红色，边界清楚。中央有生理性凹陷，色泽稍淡，对称。视杯直径与视盘直径之比，称杯盘比（C/D），正常 C/D 一般小于 0.3。视网膜中央动脉颜色鲜红，静脉颜色暗红，动静脉内径比为 2∶3，视网膜透明，可见下方的色素上皮及脉络膜，黄斑部位于视盘颞侧 2 个视盘直径稍偏下方，无血管，中心有星样反光点，称中心凹反光（图 3-4）。

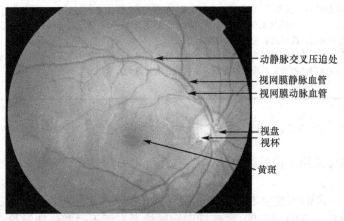

動静脉交叉压迫处
视网膜静脉血管
视网膜动脉血管

视盘
视杯

黄斑

图 3-4　正常眼底

二、视　　盘

视盘又称视乳头，距黄斑鼻侧约 3mm，大小约 1.5mm×1.75mm，是境界清楚的橙红色略呈竖椭圆形的盘状结构，是视网膜上神经节细胞轴突纤维汇集组成视神经，向视觉中枢传递穿出眼球的部位。

视盘中央有小凹陷区，称视杯或杯凹（optic cup）。正常眼底的杯盘比（C/D）一般小于0.3，两眼的 C/D 差值也多不超过 0.2，注意盘沿的形态改变，正常视盘的盘沿宽度一般遵循"ISNT"规律，即下方最宽，上方、鼻侧次之，颞侧最窄（图3-5）。

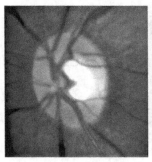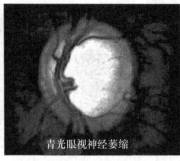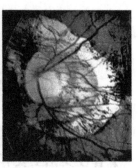

青光眼视神经萎缩

图3-5　正常视盘（左）、青光眼视神经萎缩视盘（中）、近视眼视盘（右）

临床上，生理性大视杯和近视眼性眼底改变，以及青光眼视盘改变容易与眼底改变混淆。下面简单描述3种视杯的眼底特征。

（一）生理性大视杯

在正常人群中，存在生理性大视杯的比例为 5%～10%，约 50% 的患者可以有家族性的生理性大视杯倾向。生理性大视杯通常双眼对称，盘沿宽窄符合"ISNT"规律，没有视盘出血、杯凹切迹和视网膜神经纤维层缺损改变，眼压和视野正常。

（二）近视眼性眼底改变

近视眼性眼底改变尤其是高度近视、病理性近视，其视盘形态由于眼球后极部病变与近视弧的扩大变异，色泽较淡，视盘周围有脉络膜萎缩弧，视野检查常伴有生理盲点扩大和（或）中心暗点（黄斑变性），易与青光眼相混淆。

（三）青光眼视盘改变主要表现

（1）视盘凹陷进行性扩大和加深。
（2）视盘上下方局限性盘沿变窄，垂直径 C/D 值增大，或形成切迹。
（3）双眼凹陷不对称，双眼 C/D 值的差值＞0.2。
（4）视盘上或盘周浅表线状出血。
（5）视网膜神经纤维层缺损。

三、黄　斑

视网膜（retina）后极部有一无血管凹陷区，解剖学上称为中心凹（foveal），临床上称为黄斑（macula lutea），由于该区含有丰富的黄色素而得名。其中央有一小凹，解剖学上称为中心小凹，临床上称为黄斑中心凹，是视网膜上视觉最敏锐的部位。

四、视网膜中央动脉

视网膜中央动脉（central retinal artery，CRA）为眼动脉眶内段的分支，分为颞上、颞下、鼻上、鼻下 4 支，走行于视网膜神经纤维层内，逐渐分布于周边部。视网膜中央动脉从视盘中央或者贴于生理凹陷壁进入眼球。在视盘表面可以看到视网膜静脉的搏动，但看不到视网膜动脉的搏动。

五、视网膜中央静脉

视网膜中央静脉（central retinal vein，CRV）与同名动脉伴行，经眼上静脉直接回流到海绵窦。

六、视网膜血管改变

（一）管径变化主要有三种

（1）正常视网膜动、静脉管径比为 2：3，因动脉痉挛或硬化而变细，管径比可达 1：2 或 1：3。

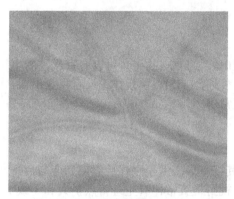

（2）血管屈曲扩张。

（3）某一段视网膜动脉或静脉管径可呈粗细不均表现。

（二）视网膜动脉硬化（"铜丝""银丝"样改变）

视网膜动脉管壁增厚，血管反光带增强变宽，管壁透明度下降，动脉呈现"银丝"甚至"银丝"样改变。同时，由于动脉硬化，动静脉交叉处动脉对静脉产生压迫，从而出现动静脉交叉压迫（静脉偏向、静脉呈毛笔尖样变细等）（图 3-6）。

图 3-6　动静脉交叉压迫

（三）血管被鞘和白线状改变

血管被鞘多为管壁及管周炎性细胞浸润。血管呈白线状改变提示管壁纤维化或闭塞（图 3-7）。

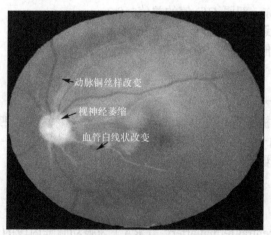

图 3-7　血管被鞘和白线状改变

（四）异常视网膜血管

病变后期可出现侧支血管、动静脉短路（交通）、脉络膜-视网膜血管吻合及视盘或视网膜新生血管（图3-8）。

七、血-视网膜屏障破坏的表现

（一）视网膜水肿

视网膜水肿分为细胞内水肿和细胞外水肿，细胞内水肿并非视网膜屏障破坏所致，主要由视网膜动脉阻塞造成的视网膜急性缺血缺氧引起，视网膜内层细胞水肿、肿胀，呈白色雾状混浊；细胞外水肿为血-视网膜内屏障破坏导致血管内血浆渗漏到神经上皮层内。

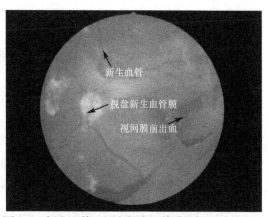

图3-8　新生血管、视盘新生血管膜、视网膜前出血

（二）硬性渗出及棉絮斑

血浆内的脂质或脂蛋白从视网膜血管渗出，沉积在视网膜内，呈黄色颗粒或斑块状，称为硬性渗出（图3-9）。

还有一种所谓的软性渗出，呈形态不规则、大小不一、边界不清的棉絮状灰白色斑片，称为棉絮斑（cotton-wool spot）（图3-9）。该病变并非渗出，而是微动脉阻塞导致的神经纤维层微小梗死。

（三）视网膜出血

视网膜出血依据其出血部位不同而表现不同。

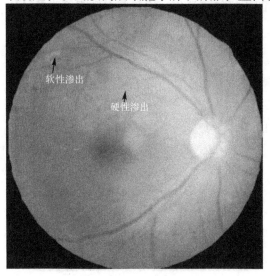

图3-9　软性渗出及硬性渗出

第三节　眼底检查需要掌握的疾病及图片

一、视网膜动脉阻塞

视网膜动脉阻塞（retinal artery obstruction）是严重影响视力的急性发作的眼病。依据血管的来源及级别不同，视网膜动脉阻塞可分为视网膜中央动脉阻塞（central retinal artery occlusion，CRAO）、视网膜动脉分枝阻塞（branch retinal artery occlusion，BRAO）、视网膜睫状动脉阻塞和视网膜毛细血管前微动脉阻塞。

（一）发病原因

（1）动脉粥样硬化：常为筛板水平的视网膜中央动脉粥样硬化栓塞所致。

（2）视网膜中央动脉痉挛：好发于血管舒缩不稳定的青年人、早期高血压患者等。

（3）视网膜中央动脉周围炎：与全身性血管炎有关。

（4）视网膜中央动脉外部压迫：如青光眼等。

（5）凝血病：如 S 蛋白或 C 蛋白缺乏、抗凝血酶Ⅲ缺乏等。

（6）栓子栓塞。

（7）手术刺激：眼科手术中或术后刺激产生的应激反应使视网膜动脉痉挛造成阻塞。

（二）临床表现

1. 眼别 单眼发病。

2. 视力 突发、无痛性视力显著下降，某些病例发病前有阵发性黑矇史，90%的视网膜中央动脉阻塞患者初诊视力在指数至光感之间。

3. 瞳孔 散大，直接对光反射极度迟缓，间接对光反射存在。

4. 检眼镜下眼底所见

（1）典型的视网膜中央动脉阻塞患者眼底后极部视网膜水肿混浊呈苍白色或乳白色，黄斑相对呈红色，即中心凹呈樱桃红斑（图 3-10）。视网膜动、静脉变细，严重阻塞的病例，在其视网膜动脉和静脉均可见节段性血栓。晚期中心凹樱桃红斑消失，视盘苍白和视网膜动脉细（图 3-11）。

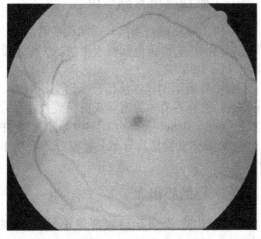 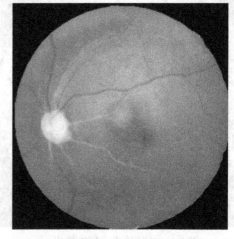

图 3-10 视网膜中央动脉阻塞视网膜水肿、黄斑中心凹樱桃红斑　　图 3-11 晚期视盘苍白、视网膜动脉白线状改变、黄斑中心凹樱桃红斑消失

（2）视网膜动脉分枝阻塞检眼镜下表现：阻塞支动脉变细，受累动脉供血区视网膜灰白水肿。沿阻塞的血管的后极部视网膜灰白水肿最明显。有时阻塞的动脉内可见栓子。

（3）睫状视网膜动脉阻塞检眼镜下表现：检眼镜下视网膜睫状动脉阻塞表现为沿视网膜睫状动脉走行区域性表层视网膜苍白。

二、视网膜静脉阻塞

视网膜静脉阻塞（retinal vein obstruction, RVO）是仅次于糖尿病性视网膜病变的第二常见的视网膜血管病（图 3-12）。

其按阻塞发生部位可分为以下两种类型。

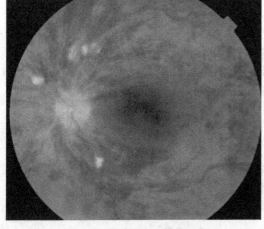

图 3-12 视网膜中央静脉阻塞

（一）视网膜中央静脉阻塞（central retinal vein occlusion，CRVO）

1. 发病原因　最常见的病因为血栓阻塞。

2. 发病人群　各年龄段均可发病。

3. 临床表现

（1）眼别：单眼发病。

（2）视力：视力不同程度下降，病变较轻、未累及黄斑时患者无视力下降或有轻度视力下降，黄斑囊样水肿时患者视力明显下降、视物变形。

（3）检眼镜下眼底所见：视盘圆，充血，边界不清，水肿隆起，各象限视网膜静脉迂曲扩张，严重的则呈腊肠状，视网膜内出血呈火焰状，沿视网膜静脉分布或片状浓厚出血，缺血型的大血管旁可有数量不等的棉絮斑，视网膜灰白水肿，黄斑囊样水肿或黄白色星芒状硬性渗出。

（4）分类：根据临床表现和预后分为非缺血型视网膜中央静脉阻塞和缺血型视网膜中央静脉阻塞。

1）非缺血型视网膜中央静脉阻塞：病变较轻，未累及黄斑时患者无视力下降或有轻度视力下降，眼底静脉充盈、迂曲，沿血管散在出血，多为浅层线状或片状，直呈周边部。病程较长者可出现黄斑水肿或黄白色星芒状硬性渗出，近中心凹处可见暗红色花瓣状的黄斑囊样水肿，此时，视力明显下降、视物变形。

2）缺血型视网膜中央静脉阻塞：患眼视力下降明显，严重者患眼可表现为相对性传入性瞳孔反应缺陷视网膜大量浅层出血，多呈火焰状或片状浓厚出血，后极部较多，多累及黄斑，周边部出血较少；大血管旁有多少不等的棉絮斑，后极部的视网膜水肿，视盘边界不清，视网膜静脉显著迂曲、扩张，呈腊肠状，血柱色暗，部分视网膜及血管被出血掩蔽，甚至进入视网膜前或玻璃体。

（二）视网膜静脉分枝阻塞（图3-13）

1. 发病原因

（1）主要原因为动脉硬化。

（2）次要原因为局部和全身炎症的诱发。

2. 发病人群　患有动脉硬化、高血压等的患者。

3. 临床表现

（1）视力：视力下降，程度可不同。

（2）眼别：单眼发病。

（3）好发部位：颞上阻塞最常见，鼻侧阻塞最少，也可以上半侧或下半侧静脉阻塞。

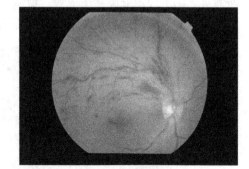

图3-13　视网膜静脉分枝阻塞

（4）检眼镜下眼底所见：视盘圆，边界可局部不清，动静脉交叉压迫（+），阻塞静脉迂曲扩张，沿受阻静脉可见视网膜浅层出血、视网膜水肿及棉絮斑，颞侧阻塞常累及黄斑，造成黄斑水肿，黄斑中心凹反光消失。

三、糖尿病性视网膜病变

糖尿病性视网膜病变（diabetic retinopathy，DR）是最常见的视网膜血管病，是40岁以上人群主要致盲病因之一。按糖尿病性视网膜病变发展阶段和严重程度，临床将糖尿病性视网膜病变分为非增殖型糖尿病性视网膜病变（non-proliferative diabetic retinopathy，NPDR）（单纯性或背景型）和增殖型糖尿病性视网膜病变（proliferative diabetic retinopathy，PDR）。

（一）临床特点

1. 发病人群 糖尿病患者。

2. 视力 不同程度的视力减退，早期无自觉症状，病变累及黄斑后有不同程度的视力减退。

3. 眼别 一般双眼发病。

4. 病理过程 视网膜微血管病变是糖尿病性视网膜病变的基本病理过程。

5. 检眼镜下眼底表现

（1）非增殖型糖尿病性视网膜病变：检眼镜下可见视网膜微血管瘤、点状和斑片状视网膜出血、硬性渗出、棉絮斑、视网膜水肿、视网膜小动脉异常、毛细血管闭塞、视网膜静脉串珠样改变、视网膜内异常血管（图 3-14）。

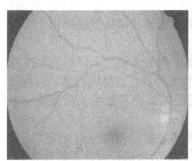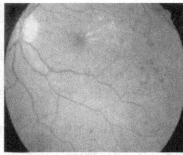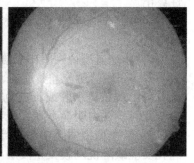

图 3-14　非增殖型糖尿病性视网膜病变

（2）增殖型糖尿病性视网膜病变：检眼镜所见，除了非增殖型糖尿病性视网膜病变的眼底改变外，还出现视网膜新生血管、玻璃体积血、增生性新生血管膜、牵拉性视网膜脱离、虹膜房角新生血管形成、新生血管性青光眼等（图 3-15）。

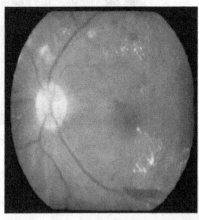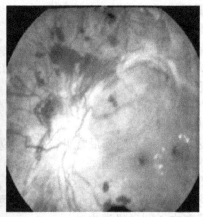

图 3-15　增殖型糖尿病性视网膜病变

（二）分期

1984 年，我国全国眼底病学术会议制订了糖尿病性视网膜病变的临床分期标准（表 3-2），但该分期标准存在未能包括黄斑病变的缺陷，2002 年 16 个国家有关学者在悉尼召开的国际眼科学术会议上拟定了新的临床分级标准（表 3-3）。

表 3-2　糖尿病性视网膜病变的临床分期（1984 年）

病变	严重程度	眼底表现
非增殖型糖尿病性视网膜病变（单纯性）（图 3-14）	I	以后极部为中心，出现微血管瘤和小出血点
	II	出现黄白色硬性渗出及出血斑
	III	出现白色棉絮斑和出血斑
增殖型糖尿病性视网膜病变（图 3-15）	IV	眼底有新生血管或合并有玻璃体积血
	V	眼底新生血管和纤维增殖
	VI	眼底新生血管和纤维增殖，并发牵拉性视网膜脱离

表 3-3　糖尿病性视网膜病变新的临床分级标准（2002 年）

病变严重程度	散瞳眼底检查所见
无明显视网膜病变	无异常
轻度非增殖型糖尿病性视网膜病变	仅有微血管瘤
中度非增殖型糖尿病性视网膜病变	微血管瘤，存在轻于重度非增殖型糖尿病性视网膜病变的表现
重度非增殖型糖尿病性视网膜病变	出现下列任一改变，但无增殖型糖尿病性视网膜病变表现
	任一象限中有多于 20 处视网膜内出血
	在 2 个以上象限有静脉串珠样改变
	在 1 个以上象限有显著的视网膜内微血管异常
增殖型糖尿病性视网膜病变	出现以下 1 种或多种改变：新生血管形成、玻璃体积血或视网膜前出血
糖尿病性黄斑水肿分级	
无明显糖尿病性黄斑水肿	后极部无明显视网膜增厚或硬性渗出
轻度糖尿病性黄斑水肿	后极部存在部分视网膜增厚或硬性渗出，但远离黄斑中心
中度糖尿病性黄斑水肿	视网膜增厚或硬性渗出接近黄斑但未涉及黄斑中心
重度糖尿病性黄斑水肿	视网膜增厚或硬性渗出涉及黄斑中心

四、动脉硬化性视网膜病变

（一）定义

动脉硬化（arteriosclerotic retinopathy）的共同特点是动脉非炎症性、退行性和增生性的病变，一般包括老年性动脉硬化、动脉粥样硬化和小动脉硬化等。眼底所见的视网膜动脉硬化属于老年性动脉硬化和小动脉硬化。因此，其在一定程度上反映了脑血管及全身其他血管系统的情况，故又称动脉硬化性视网膜病变。

（二）发病人群

动脉硬化性视网膜病变好发于 50～60 岁以上的人群，常伴高血压、动脉硬化等基础病。

（三）病程

动脉硬化性视网膜病变发病缓慢，病程较长。

（四）临床表现

1. 眼别　双眼发病。

2. 视力　早期无明显改变，出现眼底出血或视网膜水肿时可有视力改变。

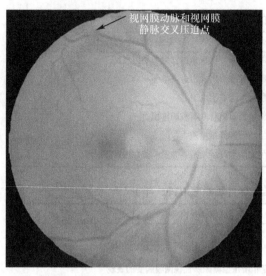

图 3-16 动脉硬化性视网膜病变

生率越高。

（二）发病原因

高血压会引起全身小动脉持续收缩、张力增加，长期收缩可引起动脉管腔狭窄，进而形成高血压小动脉硬化。

（三）病程

高血压性视网膜病变临床多为缓慢进行，少数呈急进型发展。

（四）临床表现

1. 视力 早期无改变，后期出现眼底出血和视盘水肿后视力下降。

2. 眼别 双眼。

3. 检眼镜下眼底所见（图 3-17）

（1）临床上采用 Keith-Wagener 眼底分级法将原发性高血压眼底情况分为 4 级。

Ⅰ级：主要为血管收缩、变窄；视网膜动脉普遍变细，动脉反光带增宽。

Ⅱ级：视网膜动脉狭窄，动静脉交叉压迫。

Ⅲ级：视网膜动脉狭窄，动静脉交叉压迫，眼底出血、棉絮斑。

Ⅳ级：视网膜动脉狭窄，动静脉交叉压迫，眼底出血、棉絮斑，视盘水肿。

（2）高血压急症和亚急性高血压是指原发性高血压或继发性高血压患者，在某些诱因作用下，血压突然明显升高（一般超过 180/120mmHg），并且伴有进行性心、脑、肾等重要脏器功能不全的表现。高血压急症和亚急性高血

3. 检眼镜下眼底所见

（1）视网膜动脉弥漫性变细、弯曲度增加、颜色变淡，动脉反光增宽，血管走行平直，呈铜丝状或银丝状。

（2）动静脉交叉处可见静脉隐蔽和静脉斜坡现象。

（3）视网膜，特别是后极部，可见渗出和出血，一般不伴有视网膜水肿（图 3-16）。

五、高血压性视网膜病变

（一）发病人群

高血压性视网膜病变多好发于高血压患者，且眼底改变与其年龄、血压升高的程度、病程的长短有关。年龄越大、病程越长，眼底改变的发

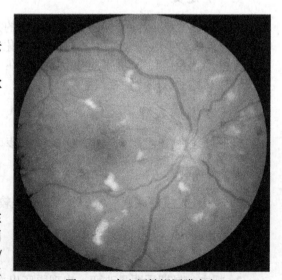

图 3-17 高血压性视网膜病变

压最主要的眼部改变是视盘水肿、视网膜出血和渗出。

（3）继发性高血压是指某些确定的疾病或病因引起的血压升高，继发性高血压也可引起与原发性高血压相似的眼底改变。

（4）高血压患者除了出现高血压性视网膜病变外，还可伴有视网膜静脉阻塞、缺血性神经病变、视网膜动脉阻塞和渗出性视网膜脱离等。

六、视 盘 水 肿

视盘水肿（optic disc edema，papilloedema）是视盘的一种充血水肿隆起状态（图3-18）。

（一）解剖

视神经纤维属中枢神经系统的一部分，为大脑纤维束的白质向外延伸部分，代表视网膜神经节细胞的轴突。视神经外面的3层鞘膜分别与颅内的3层鞘膜相连续，颅内压力可经脑脊液传至视神经处。通常眼压高于颅内压，一旦平衡破坏可引起视盘水肿。

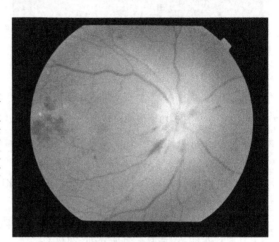

图3-18　视盘水肿

（二）发病原因

视盘水肿的发病原因如下。

（1）颅内压增高：最常见的原因是良性高颅压和颅内的肿瘤、炎症、外伤及先天畸形等所致的颅内压增高。

（2）全身疾病：如急进性高血压、肾炎、严重贫血、血液系统疾病、肺气肿及某些右心衰竭、高原病、眼眶占位性病变（属于压迫性视神经病）。

（3）眼科疾病：如视神经炎、视神经视网膜炎、视网膜中央静脉阻塞、视神经原发性或转移性肿瘤、葡萄膜炎及眼外伤或手术后持续性低眼压等也可引起视盘水肿。

（三）临床特点

1. 视力　早期正常，可有短暂的、一过性视物模糊，长期视力无影响可作为其特征，急性严重或慢性视盘水肿可发生视野缺损及视力严重下降。

2. 全身症状　可以有头痛、复视、恶心、呕吐。

3. 视盘水肿可分为4型

（1）早期型：检眼镜可见视盘充血，可见视盘附近的火焰状小出血。视盘充血或浅层出血是由于视盘表层微血管扩张或破裂，由于视盘上下方视网膜神经纤维层水肿混浊，视盘上下方的边界不清，视盘边缘模糊一般多先从下方开始，然后至上方，继而扩展至鼻侧，最后颞侧模糊不清。

（2）进展型：检眼镜可见双侧视盘水肿充血明显，通常有火焰状的出血，神经纤维层梗死的棉絮状改变，黄斑部可有星形渗出或出血。

（3）慢性型：检眼镜可见视盘呈圆形隆起，视杯消失，出现闪亮的硬性渗出则表明视盘水肿已达数月之久。

（4）萎缩型：检眼镜可见视盘色灰白，视网膜血管变细、有鞘膜，可有视盘血管短路，视盘周围及黄斑的色素上皮改变。

（四）诊断

眼底检查并结合头颅及眶部 CT 或 MRI 检查。

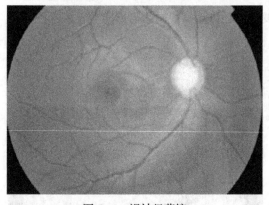

图 3-19 视神经萎缩

七、视神经萎缩

视神经萎缩（optic atrophy）指任何疾病引起的视网膜神经节细胞及其轴突发生的病变，一般为发生于视网膜至外侧膝状体之间的神经节细胞轴突变性（图 3-19）。

（一）发病原因

（1）颅内压升高或颅内炎症引起视神经、视交叉及视束病变，如视盘水肿晚期、结核性脑膜炎。

（2）视网膜病变：包括血管性（视网膜中央动脉、静脉阻塞）、炎症性（视网膜脉络膜炎）、变性（视网膜色素变性）病变。

（3）视神经病变：包括血管性（缺血性视神经病变）、炎症性（视神经炎）、中毒性、梅毒性、青光眼性病变。

（4）压迫性病变：眶内肿瘤及出血、颅内肿瘤。

（5）外伤性病变：颅脑或眶部外伤。

（6）代谢性疾病：如糖尿病。

（7）遗传性疾病：如 Leber 病。

（8）营养性疾病：如维生素 B 缺乏。

（二）临床分类

临床上根据眼底表现，将视神经萎缩分为原发性视神经萎缩和继发性视神经萎缩两大类。

（1）原发性视神经萎缩（primary optic atrophy）：原发病变由筛板后的视神经、视交叉、视束及外侧膝状体的视路损害所致，其萎缩过程是下行的。检眼镜可见视盘色淡或苍白，边界清楚，视杯可见筛孔，视网膜血管一般正常。

（2）继发性视神经萎缩（secondary optic atrophy）：原发病变在视盘、视网膜、脉络膜，其萎缩过程是上行的。检眼镜可见视盘色灰白、晦暗、边界模糊不清、生理凹陷消失，视网膜动脉变细，血管伴有白鞘，后极部视网膜可残留硬性渗出或未被吸收的出血。

（三）诊断

根据视盘颜色结合视力、视野、OCT 等检查可诊断视神经萎缩。

八、中心性浆液性脉络膜视网膜病变

（一）发病人群

中心性浆液性脉络膜视网膜病变好发于健康状况良好的青壮年男性（25～50 岁）。

（二）病程

中心性浆液性脉络膜视网膜病变通常为自限性疾病，但可复发。病程多为 3～6 个月，可自愈，视力可恢复，但视物变形和变小可持续 1 年以上。

（三）发病原因

中心性浆液性脉络膜视网膜病变具体发病原因不明。其诱发或加重因素包括情绪波动、精神压力、妊娠及大剂量全身应用糖皮质激素等。

（四）发病机制

中心性浆液性脉络膜视网膜病变的发病机制为脉络膜毛细血管通透性增加引起的浆液性视网膜色素上皮脱离。

（五）临床表现

1. 视力 单眼视力下降，视物变暗、变形、变小、变远，伴有中央相对暗区。

2. 眼前节 无任何炎症表现。

3. 检眼镜下眼底所见 黄斑区可见 1～3 个视盘直径大小的、圆形或椭圆形扁平盘状浆液性脱离区，沿脱离缘可见弧形光晕，中心凹反射消失。病变后期，盘状脱离区视网膜下可有许多细小黄白点（图 3-20）。

4. FFA 检查 静脉期在视网膜浆液性脱离区内出现一个或数个荧光素渗漏点，呈炊烟状上升或墨渍样弥散扩大。渗漏较重者，晚期视网膜下荧光素染色可显示出浆液性脱离区轮廓。

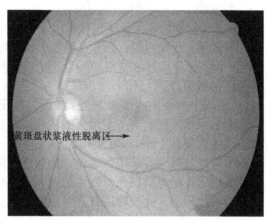

图 3-20 中心性浆液性脉络膜视网膜病变

九、年龄相关性黄斑变性

年龄相关性黄斑变性（age-related macular degeneration，ARMD）（图 3-21）发病率随年龄增加而增高，严重影响老年人的生存质量，是发达国家老年人致盲最主要的原因。

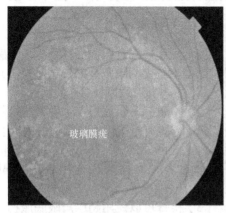

干性黄斑变性

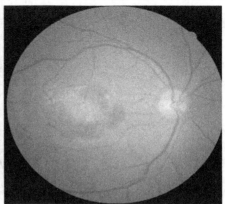

湿性黄斑变性

图 3-21 干性黄斑变性和湿性黄斑变性

（一）发病人群

年龄相关性黄斑变性的发病人群多为 50 岁以上的人群。

（二）发病原因

病因未明，与遗传因素、黄斑长期慢性光损伤、代谢及营养因素等有关。

（三）临床表现

1. 眼别 双眼，先后或同时发病。
2. 视力 进行性损害，可引起视物变形，中央暗点。
3. 分类

（1）干性年龄相关性黄斑变性：又称萎缩性或非新生血管性年龄相关性黄斑变性。起病缓慢，双眼视力逐渐减退，可有视物变形。其特征性表现为黄斑区玻璃膜疣、色素紊乱及地图样萎缩。该型患者后极部视网膜外层、视网膜色素上皮层、玻璃膜层及脉络膜毛细血管呈缓慢进行性变性萎缩。

（2）湿性年龄相关性黄斑变性：又称渗出性或新生血管性年龄相关性黄斑变性。脉络膜新生血管长入视网膜色素上皮层下或视网膜神经感觉层下引发视网膜渗出性或出血性脱离，临床上患眼视力突然下降、视物变形或中央暗点。眼底可见后极部视网膜神经层下或视网膜色素上皮层下暗红，甚至有暗黑色出血，病变区可隆起。病变区大小不一，大的可超越上下血管弓。病变区内或边缘有黄白色硬性渗出及玻璃膜疣，大量出血时，出血可突破视网膜进入玻璃体，产生玻璃体积血。病程晚期黄斑下出血机化，形成盘状瘢痕，中心视力完全丧失。

十、原发性视网膜脱离

（一）发病人群

原发性视网膜脱离好发于老年人及高度近视、无晶体眼、人工晶状体眼、眼外伤患者等。

（二）发病原因

原发性视网膜脱离发生的两大要素：①视网膜裂孔形成；②玻璃体牵拉与液化。

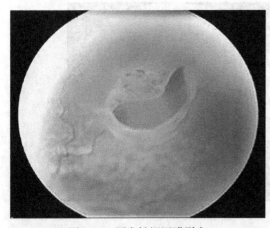

图 3-22 原发性视网膜脱离

（三）临床表现

（1）发病初期有眼前漂浮物、闪光感及幕状黑影遮挡（与视网膜脱离的部位对应）并逐渐变大。累及黄斑时视力明显下降。

（2）检眼镜下眼底所见：脱离的视网膜呈灰白色隆起，脱离范围可由局限性脱离至全视网膜脱离。大范围的视网膜脱离区呈波浪状起伏不平。严重者视网膜表面增殖，可见固定皱褶（图 3-22）。

（3）检查可以使用超广角眼底照相，用于展示视网膜脱离范围，发现明显视网膜裂孔，提示可疑视网膜变性区域，这是一种快速非接触性的无创检查。

（4）对于屈光间质条件较差的患者，可以大致判断视网膜脱离的可能性，加入多普勒血流信号，可以提高视网膜脱离的确诊率。

（5）间接检眼镜或三面镜检查是明确视网膜脱离范围、准确定位裂孔的必要检查，此检查可发现大多数裂孔。在巩膜压迫器的帮助下可以查到赤道以前的远周边裂孔。

（6）裂孔位置多位于颞上象限，其次为颞下象限、鼻侧象限。裂孔在脱离视网膜灰白背景下呈红色。

第四节　答题小技巧

近几年在临床技能竞赛中，考核的重点是临床思维及综合能力，因此考试题型主要是给出临床题干，根据题干的提示得出诊断并做出相应处理。眼科最常考到的试题就是应用直接检眼镜观看模拟人的眼底图片并得出诊断。这一考点涉及直接检眼镜的操作和阅读眼底图片。眼底好多图片都非常相似，都会有出血点、硬性渗出、软性渗出、新生血管等，单独取出一张眼底图片，没有任何病史提示，高年资的眼科医生也会判断错误，因此病史采集对于正确诊断疾病至关重要。在审题过程中一定要重点关注以下几个方面：

一、病史采集

（1）一般状况：核对姓名、性别、年龄、职业、地址、电话等。所有操作前都要核对患者信息。

（2）主诉：为患者的主要症状及其持续时间。要明确注明眼别。一定注意发病的时间。

（3）现病史：包括发病诱因与时间，主要症状的性质，病情经过，起病的缓急，伴随症状，是否治疗，效果如何等。

（4）既往史：既往有无类似病史、既往眼病史及其与全身疾病的关系、外伤手术史、过敏史和传染病史等，有无戴镜史（框架眼镜与角膜接触镜）。

（5）个人史：记录可能与眼病相关的特殊嗜好、生活习惯及周围环境。

（6）家族史：家族成员中有无类似患者（与遗传有关的眼病）、父母是否近亲结婚等。眼底检查一定要询问有无青光眼家族史。

二、眼病主要症状

题干中如果给出视力下降，一定要注意视力下降的时间是几小时、几天还是几个月甚至几年；伴随症状有没有眼痛、畏光流泪、视物遮挡、视物变形等；下降的幅度，视力是轻度下降、中度下降还是大幅度下降；单眼起病还是双眼起病。

（1）视力突然下降、无眼痛的疾病：视网膜动脉或静脉阻塞、视网膜脱离、玻璃体积血、视神经炎等。

（2）视力逐渐下降的疾病：可见年龄相关性黄斑变性、特发性黄斑裂孔、糖尿病性视网膜病变、白内障、屈光不正、原发性开角型青光眼、慢性角膜疾病等。

（3）突然视力下降并眼痛：见于急性闭角型青光眼、葡萄膜炎、角膜炎、眼内炎等，球后视神经炎可伴有眼球转动痛。

（4）一过性视力下降或丧失：视盘水肿，椎基底动脉供血不足（双眼）、视网膜中央动脉痉挛、直立性低血压、精神刺激性黑矇、癔症、过度疲劳、偏头痛（10～60min，伴有或不伴有随后的头痛）等。

（5）视物变形（变大、变小）：中心性浆液性和渗出性脉络膜视网膜病变，黄斑水肿，视网膜脱离，视网膜血管瘤，视网膜脉络膜肿瘤，视网膜出血，老年性黄斑变性，黄斑囊样水肿，视网膜寄生虫。

（6）闪光视觉：常见于玻璃体后脱离、视网膜脱离、视网膜脉络膜炎、眼球外伤、玻璃体混浊、一过性视网膜供血不足、颅脑外伤。

（7）夜盲：视网膜色素变性、视神经病、青光眼及维生素 A 缺乏，也可见于全视网膜光凝术后。

三、全身疾病史

如果题干中给出患者有全身疾病如糖尿病、高血压等，首先考虑全身疾病并发的眼部疾病，但也要辨别真假，有时考试中会设定陷阱。

四、区分眼别

解答时一定要分清眼别。是左眼糖尿病性视网膜病变，还是右眼糖尿病性视网膜病变或双眼糖尿病性视网膜病变。如何区分眼底照片的左右眼：简单记忆方法就是看视盘和黄斑的关系，视盘在图片的右侧，即为右眼；如视盘在图片的左侧，即为左眼。

第五节　眼底检查模拟题

模拟题一

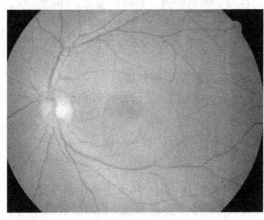

图 3-23　眼底图片

题干：男，25 岁，否认既往眼病及全身疾病史，自诉左眼视物变小变暗 10 天，视力：右眼视力 1.2，左眼 0.6。

要求：请为其行眼底检查并完成答题卡（记录题干检查结果及初步诊断）（图 3-23）。

解析：

1. 操作　按照直接检眼镜检查操作及评分标准（表 3-1）完成检查。

2. 诊断　左眼中心性浆液性脉络膜视网膜病变。

3. 分析思路

（1）25 岁男性提示被检者为年轻男性。

（2）病史 10 天，排除缓慢发病或突然急性发病的疾病。

（3）否认全身疾病则提示与全身疾病相关的眼病可能性不大，如糖尿病性视网膜病变、高血压性视网膜病变。

（4）视物变形、变暗提示发病的部位为黄斑区，首先考虑黄斑疾病，再根据被检者患眼的左眼视力为 0.6，中等下降，结合年龄特点排除老年黄斑变性的可能。年轻男性，单眼或双眼发病，视物变形，视力中度下降，眼底描述为检眼镜眼底可见左眼视盘圆，边界清晰，色淡红，C/D=0.3，动静脉交叉压迫（-），动静脉直径比例 2：3，黄斑可见圆形盘状浆液性脱离区，沿脱离缘可见弧形光晕，中心凹反射消失。因此，考虑为左眼中心性浆液性脉络膜视网膜病变。

模拟题二

题干： 被检者男性，64 岁，昨晚突然左眼视力下降约 5h，右眼视力 1.0，左眼视力为光感，右眼瞳孔 D=3mm，对光反射灵敏，左眼瞳孔中等大 D=5mm，直接对光发射迟钝，眼底情况见图 3-24。既往数年前曾有心肌梗死发作。

要求： 请为其行眼底检查并完成答题卡（记录题干检查结果及初步诊断）。

解析：

1. 操作 按照直接检眼镜检查操作及评分标准（表 3-1）完成检查。

2. 诊断 左眼视网膜中央动脉阻塞。

3. 分析思路

（1）年龄，64 岁，提示为老年男性。

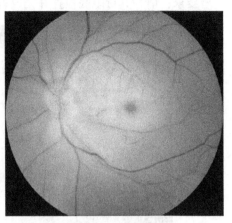

图 3-24 眼底图片

（2）发病 5h，提示视力为突然下降，无眼痛且视力直接降至光感，单眼发病。

（3）患眼瞳孔大且对光反射迟钝。

（4）既往有心脏病史，说明患者是血栓性疾病的高发病人群。

（5）检眼镜下眼底可见：眼底视盘圆，色淡，边缘模糊，视网膜动脉细，动静脉比例 1：3，交叉压迫（+），视网膜后极部呈乳白色混浊水肿，黄斑呈樱桃红色。黄斑樱桃红是视网膜中央动脉阻塞的典型眼底改变，且视力为无痛性突然显著下降，通常降至指数或光感，结合之前的病史，因此该题答案为左眼视网膜中央动脉阻塞。

模拟题三

题干： 被检者男 65 岁，既往有高血压病史 10 年，主诉右眼急性视力下降 10 天，视力 0.3，眼底见图 3-25。

要求： 请为其行眼底检查并完成答题卡（记录题干检查结果及初步诊断）。

解析：

1. 操作 按照直接检眼镜检查操作及评分标准完成检查（表 3-1）。

2. 诊断 右眼视网膜中央静脉阻塞。

3. 分析思路

（1）年龄 65 岁，被检者为老年男性。

（2）视力中等下降，单眼发病。

（3）既往全身病史为高血压。

（4）检眼镜下眼底可见：视盘圆，充血，隆起，边界不清，静脉迂曲扩张，动脉细，沿血管火焰状浅层出血、部分视网膜及血管被出血遮盖、视网膜水肿、棉絮斑、黄斑中心凹反射消失。结合图片及病史，该

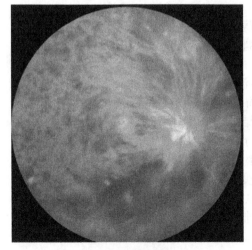

图 3-25 眼底图片

题答案为右眼视网膜中央静脉阻塞。

模拟题四

题干： 男性，65 岁，糖尿病史 10 余年，高血压病史 3 年，右眼视力 0.6，左眼视力 0.2，

健康体检时发现眼底情况如图 3-26 所示。

要求：请为其行眼底检查并完成答题卡（记录题干检查结果及初步诊断）。

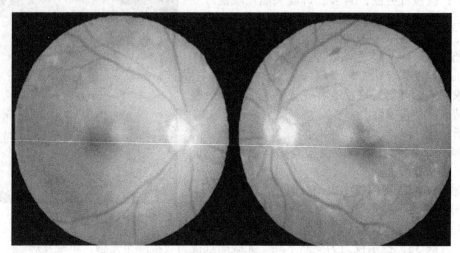

图 3-26　眼底图片

解析：

1. 操作　按照直接检眼镜检查操作及评分标准完成检查（表 3-1）。

2. 诊断　双眼非增殖型糖尿病性视网膜病变Ⅲ期。

3. 分析思路

（1）年龄 65 岁，提示患者为老年男性。

（2）全身病史：糖尿病史 10 余年，高血压病史 3 年，考虑与全身病相关的眼底病的可能性大，如糖尿病性视网病变、高血压性视网膜病变、视网膜静脉阻塞等。

（3）视力：患者视力为中等缓慢下降，体检时偶然发现眼底病变，排除视网膜中央动脉阻塞等视力突然下降的疾病。

（4）眼别：双眼，对于该患者来说双眼眼底糖尿病性视网膜病变程度差不多，但右眼黄斑区没有星芒状改变，黄斑水肿程度相对左眼要轻，当糖尿病患者眼底累及黄斑时视力可以严重下降，因此该患者双眼视力下降程度不相同。

（5）检眼镜下眼底检查：眼底右眼视盘圆，边界清，色略淡，C/D=0.4，动脉细，静脉迂曲，动脉静脉交叉压迫（＋），大量出血点、微动脉瘤、出血斑、软性渗出、硬性渗出，黄斑中央凹反射消失，左眼黄斑可见星芒状皱褶。因此，结合病史及图片，答案为双眼糖尿病性视网膜病变。根据 1984 年我国的糖尿病性视网膜病变分期，非增殖型（单纯性）糖尿病性视网膜病变包含：Ⅰ期以后极部为中心，出现微血管瘤和小出血点；Ⅱ期黄白色硬性渗出及出血斑；Ⅲ期白色棉絮斑和出血斑；增殖型糖尿病性视网膜病变：Ⅳ期眼底有新生血管或合并有玻璃体积血；Ⅴ期眼底新生血管和纤维增殖；Ⅵ期眼底新生血管和纤维增殖，并发牵拉性视网膜脱离。该图中可见软性渗及出血斑，未见新生血管，因此为非增殖型（单纯性）糖尿病性视网膜病变Ⅲ期。

模拟题五

题干：被检者，男，24 岁，既往近视，度数约为 −3.0D，否认全身疾病，右眼出现闪光感 5 天，2 天前右眼突然出现视物部分遮挡，视力下降，眼底情况如图 3-27 所示。

要求：请为其行眼底检查并完成答题卡（记录题干检查结果及初步诊断）。

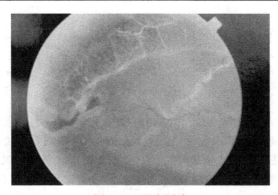

图 3-27　眼底图片

解析：

1. 操作　按照直接检眼镜检查操作及评分标准完成检查（表 3-1 ）。

2. 诊断　右眼原发性视网膜脱离。

3. 分析思路

（1）年龄 24 岁，提示为年轻男性。

（2）全身病史：否认全身疾病，不考虑全身疾病相关眼病。

（3）既往有近视眼病史，考虑近视眼相关并发症。

（4）眼别：单眼发病，伴闪光感，视物遮挡，突然视力下降，考虑无痛性视力突然下降眼病，如视网膜动脉或静脉阻塞、视网膜脱离、玻璃体积血等。

（5）直接检眼镜眼底所见：眼底可见周边视网膜马蹄样大裂孔及视网膜灰白脱离。结合病史及图片，该题答案为右眼原发性视网膜脱离。

沈　健　刘旭东

第四章 眼压测量

【导读】眼压即眼内压（intraocular pressure，IOP），是眼球内容物作用于眼球壁及内容物之间相互作用的压力。正常人眼压值为 10~21mmHg。眼压测量方法有指压法和眼压计测量法。其中，指压法会在直接眼底镜检查时用到，用来估测患者眼压情况，判断其能否进行散瞳检查，操作相对简单方便，不需要使用任何器材，该方法需要重点掌握。

第一节 指 压 法

一、操 作 方 法

嘱被检者两眼向下看，检查者两手示指尖放在上睑板上缘的皮肤表面，两示指交替轻压眼球，体会搏动感，估计眼球的抵抗力。

二、记 录 方 法

眼压正常为 Tn，眼压轻度升高为（T+1），眼压中度升高为（T+2），眼压极度升高为（T+3）（眼球坚硬如石）；反之，则以（T–1）、（T–2）、（T–3）分别表示眼压稍低、较低和很低（眼球软如棉）。一般来说体会手感，如果像按鼻尖的感觉是正常的眼压，如果像按额头的感觉就表明眼压较高，如果感觉像按嘴唇的感觉，表明眼压已很低。

三、注 意 事 项

（1）本法只能粗略地了解眼压。
（2）压迫眼球时，不可用力过大。
（3）可用于需要了解眼压，但不能用眼压计测量眼压的情况，如角膜白斑、角膜葡萄肿、圆锥角膜和扁平角膜等引起角膜曲度明显改变者。
（4）严重角膜上皮损伤者，结膜或角膜急性传染性或活动性炎症者，眼球开放性损伤者，具有容易破裂的巨大薄壁滤过泡者忌用该方法。

第二节 眼压计测量法

根据工作原理可将眼压计分为压陷式眼压计、压平式眼压计和非接触式眼压计。

一、压陷式眼压计

以一定重量的砝码通过放在角膜上的底板中轴压迫角膜中央，根据角膜被压的深度间接反映眼压并由相连指针计量角膜被压的深度，计算眼压。以 Schiötz 眼压计为代表的压陷式眼压计是临床较为常用的压陷式眼压计。

（一）操作方法

嘱被检者仰卧直视上方，角膜切面保持水平位，滴 0.5% 丁卡因 2～3 次，每分钟 1 次，表面麻醉显效后，嘱被检者举起左手伸出示指作为注视点，通过此注视点直视上方，角膜切面保持水平位。检查者右手持眼压计，左手拇指及示指分开被检者上下睑，不可使眼球受压。将眼压计底板放在角膜的中央，使眼压计中轴保持垂直，先用 5.5g 砝码读指针指示的刻度，如读数小于 3，则需要换 7.5g 的砝码，再进行检查；以此类推。由刻度读数查表得出眼压的实际数字。被检者结膜囊内滴抗生素滴眼剂。

（二）注意事项

（1）眼压计使用前应先校正，使其在测试板上指针指示"零"点。
（2）眼压计使用前后与受试眼接触部位应予表面消毒。
（3）检查者不要人为地向受检眼加压。
（4）要考虑到巩膜的硬度的影响，必要时测校正眼压。
（5）叮嘱患者不要揉眼。

（三）Schiötz 眼压计测量操作及评分标准

Schiötz 眼压计测量操作及评分标准见表 4-1。

表 4-1　Schiötz 眼压计测量操作及评分标准表

项目	内容及评分标准	得分
操作前准备	核对被检者信息，包括眼别，了解被检者的一般情况，判断其能否配合检查，确认适应证，排除禁忌证，同时告知被检者要做的检查项目、需要配合的内容，明确有无局麻药物过敏史	
	协助患者到眼科换药室等候。评估眼科换药室环境：光线充足、安静、舒适、整洁，操作前 30min 进行紫外线消毒	
	准备物品：治疗车一台、快速手消毒液、无菌方纱、治疗巾、消毒棉签、遵医嘱准备冲洗液、局麻药，逐一检查物品及药品名称和有效期	
操作过程	嘱被检者仰卧直视上方，角膜切面保持水平位，滴表面麻醉药物 3 次，每次间隔 5min，被检者轻闭双眼	
	嘱被检者举起左手伸出示指作为注视点，通过此注视点直视上方，角膜切面保持水平位。检查者右手持眼压计，左手拇指及示指分开被检者上下睑，不可使眼球受压将眼压计底板放在角膜的中央，使眼压计中轴保持垂直，先用 5.5g 砝码读指针指示的刻度，如读数小于 3，则需要换 7.5g 的砝码，再进行检查；以此类推。由刻度读数查表得出眼压的实际数字	
	被检者结膜囊内滴抗生素滴眼剂	
	整理用物、消毒处理	
总体评价		

二、压平式眼压计

压平式眼压计的工作原理是根据压平角膜所需的重量与被压角膜面积改变之间的关系判定眼压。眼球壁硬度和角膜弯曲度对测量结果影响甚小，它是目前较准确、可靠的眼压计。

1. 设计原理　Goldmann 压平眼压计是国际上用以测量眼压的金标准眼压计，它利用测压头压平角膜来进行间接的眼内压测量，根据 Imbert-Fick 原理：Pt（眼内压）=W（压平角膜的外力）/A（压平面积）而推算的。

2. 操作方法

（1）用 0.5%～1%丁卡因滴眼液 1～2 滴滴眼做表面麻醉。

（2）用消毒荧光素纸条轻轻接触被测眼下睑的内表面 2～3s 后取出纸条或用荧光素钠滴眼液滴眼，嘱被检者瞬目 2～3 次，使角膜表面泪膜染色，被检者能睁眼时即可开始检查。嘱被检者放松情绪，自由呼吸，绝不可屏住呼吸。

（3）被检者头部固定于裂隙灯颌托上，将钴蓝色滤光玻璃置于裂隙灯光前方，被照射的泪膜呈鲜绿色，将裂隙开至最宽，使测压头照明亮度达最大，光源投射角约为 60°。

（4）将测压头转至裂隙灯显微镜目镜正前方，采用低倍目镜并用单眼观察，让被检者向正前方直视并尽量睁大睑裂。必要时检查者可用手指协助撑开睑裂，但绝不可加压于眼球。

（5）将测压螺旋先转至 1g 刻度位置，即 10mmHg 压力，再将裂隙灯向前移动，使测压头接近角膜，此时检查者先用肉眼从颞侧观察角巩膜缘刚出现蓝色分光时，即可从裂隙灯目镜中观察到角膜面两个鲜绿色的荧光素反光半环，调整裂隙灯的高度，使两个荧光素反光半环上下对称（通常用右眼观察），继续将裂隙灯向前推移，直至观察到清晰的两个半圆形的鲜绿色的荧光素反光半环，微调裂隙灯的高度，使两个荧光素反光半环上下相等，左右对称。

（6）继续捻转测压螺旋，使上下对称的两个荧光素反光半环的内界刚好相接触。此时角膜压平面直径达 3.06mm，用记录刻度数乘以 10，即得眼压值，单位为毫米汞柱（mmHg）。如以眼压值再乘以 0.133，则单位为（kPa）。例如，刻度为 2g 时眼压为 20mmHg。在操作中被压平面周围的荧光素反光半环以不宽于 0.25mm 为标准。如过宽则说明泪液过多，应用棉球吸去多余泪液，再行测压，否则会使测得的眼压值比实际眼压高。

（7）如遇眼压过高，即使加压至 8g 仍不能使两个半圆形荧光素反光半环相交，说明眼压>80mmHg，此时需要加用重力平衡杆再行测量。

（8）重力平衡杆使用法：①鉴定眼压计的准确度，操作方法为将测压螺旋转至"0"，调节裂隙灯的投射角为 90°，将裂隙变窄，照射于测压头侧面的黑线上，然后将重力平衡杆固定，使其长端向被检者并分别置于 2g 及 6g 重量压力的刻度线上，转动螺旋，如测压螺旋分别需要 2g 及 6g 重量压力时，才出现测压头的轻微摆动，则说明眼压计准确无误。②对眼压高于 80mmHg 者，需要将重力平衡杆向检查者方向移动，根据需要将测压螺旋置于 2g 或 6g 重量压力的刻线位置，则可测量 80～140mmHg 的眼压。

（9）对角膜散光大于 3D 者，三棱镜与角膜接触面为椭圆形而不是圆形，必须将其弱主径线或较大的曲率半径轴置于 43°轴向方位，即将测压头侧面的弱主径线轴向，对准测压头固定环的红线。

（10）测量完毕后，用 3%过氧化氢溶液或 1∶5000 氯己定溶液擦净测压头前端并以擦镜纸或消毒棉球拭干。

（11）测量完毕时，受检眼需滴抗菌药物滴眼液 1 滴。

3. 注意事项

（1）被测眼的睑缘及睫毛不可触及测压头，否则被检者无法配合完成检查。

（2）选用适当的表面麻醉药物。选择表面麻醉药物主要考虑其表面张力对所测眼压有无影响。根据我国情况，一般用 0.5%～1%丁卡因。

（3）影响测量结果的因素，除受被检者在测量前饮酒、喝咖啡、过多饮水及测量时的体位、屏气呼吸、衣服紧等因素影响外，也与许多外界因素及相对无法控制的因素有关。

（4）测眼压时应力求避免由于被检眼注视方向不正而发生角膜中心偏移。但若偏移的角度小，则对眼压测量值并无明显影响。

（5）测眼压时因测压头位置高低不适当，致使中心垂直偏移，产生压平角膜面的两个半圆形荧光素反光半环不等大时，则会影响所测眼压值。

（6）泪液膜的厚度与压平面边缘的宽度成正比。一般泪液膜较薄时，半圆形荧光素反光半环边缘较窄，对测量值影响不大；反之，则测量值偏高。所以当半圆形荧光素反光半环边缘大而宽表示测压头未擦干或者泪液过多，应将测压头擦干后再行测量。反之，表示角膜的泪液已干或荧光素浓度太淡，应嘱患者闭眼数秒钟，或再放入荧光素，然后测量。

（7）测压头与角膜接触过久或角膜水肿时，可发生上皮染色，造成观察不清，测量不准确，应停止检查。多次测量，可以使测值偏低。每次测量时间不得超过30s，否则可使角膜上皮干燥，但可重复测量。事实上第一次检测时，通常因被检者精神紧张，而使所测数值偏高，在第二次测量时，则一般可消除此误差来源。凡连续数次测量结果数值相差0.5mmHg，则说明操作无误，一般连续测量3次，差值在1mmHg内，即可取其平均值为眼压值。

（8）若有角膜病变（如水肿、炎症、瘢痕等）而使角膜增厚或不平，则均会影响测量结果，因而不能用本型眼压计测量。

（9）测压时最好嘱被检者两眼向5m以远处注视，以减少调节力对眼压的影响。

（10）测压时应注意被检者头部固定，避免向后退缩，否则测压头不能持续与角膜接触而无法测得眼压值。

（11）用压平眼压计检查后，如需要用其他眼压计测量眼压，必须间隔3～5min以后再行测量。

4. Goldmann压平眼压计的测量操作及评分标准

Goldmann压平眼压计的测量操作及评分标准见表4-2。

表4-2 Goldmann压平眼压计的测量操作及评分标准表

项目	内容及评分标准	得分
操作前准备	核对被检者信息，包括眼别，了解被检者的一般情况，判断其能否配合检查，确认适应证，排除禁忌证，同时告知被检者要做的检查项目、告知被检者需要配合的内容，明确有无局麻药物过敏史 检查眼部有无分泌物、眼部皮肤及眼黏膜情况	
	协助患者到眼科换药室等候。评估眼科换药室环境：光线充足、安静、舒适、整洁，操作前30min进行紫外线消毒	
	准备物品：治疗车一台、快速手消毒、无菌方纱、治疗巾、消毒棉签、遵医嘱准备冲洗液、局麻药，逐一检查用物及药液质量和有效期	
操作过程	滴表面麻醉药物3次，每次间隔5min，被检者轻闭双眼	
	用消毒荧光素纸条轻轻接触被测眼下睑的内表面2～3s后取出纸条，或滴荧光素钠滴眼液，瞬目2～3次后，使角膜表面泪膜染色，能睁眼时即可开始检查。并嘱被检者放松情绪，自由呼吸，绝不可屏住呼吸	
	被检者头部固定于裂隙灯颌托上，将钴蓝色滤光玻璃置于裂隙灯光前方，被照射的泪膜呈鲜绿色，并将裂隙开到最宽，使测压头照明亮度达最大，光源投射角约为60°	
	将测压头转至裂隙灯显微镜目镜正前方，采用低倍目镜并用单眼观察，让被检者向正前方直视，并尽量睁大睑裂。必要时检查者可用手指协助撑开睑裂，但绝不可加压于眼球	
	将测压螺旋先转至1g刻度位置，即10mmHg压力，再将裂隙灯向前移动，使测压头接近角膜，此时检查者先用肉眼从颞侧观察角巩膜缘，刚出现蓝色分光时即可从裂隙灯目镜里观察到角膜面两个鲜绿色的荧光素反光半环，然后调整裂隙灯的高度，使两个荧光素半环上下对称（通常用右眼观察），继续将裂隙灯向前推移，直至观察到清晰的两个半圆形的鲜绿色的荧光素反光半环，微调裂隙灯的高度，使两个荧光素反光半环上下相等、左右对称	
	继续捻转测压螺旋，使上下对称的两个荧光素反光半环的内界刚好相接触。此时，角膜压平面直径达3.06mm，记录所加重量（g）即为眼压值，如刻度为2g时眼压为20mmHg。在操作中被压平面周围的荧光素环以不宽于0.25mm为标准。如过宽则说明泪液过多，应用棉球吸去多余泪液，再行测压，否则会使测得的眼压值比实际眼压高	
	若遇眼压过高，即使加压至8g仍不能使两个半圆形荧光素反光半环相交，则说明眼压>80mmHg，此时需要加用重力平衡杆再行测量	

续表

项目	内容及评分标准	得分
操作过程	重力平衡杆使用法：①鉴定眼压计的准确度，操作方法为将测压螺旋转至"0"，裂隙灯的投射角为90°，将裂隙灯裂隙变窄，照射于测压头侧面的黑线上，然后将重力平衡杆固定，使其长端指向被检者，并分别置于2g及6g重量压力的刻度线上，转动螺旋，如测压螺旋亦分别需要2g及6g重量压力时，才出现测压头的轻微摆动，则说明眼压计准确无误。②对眼压高于80mmHg者，需要将重力平衡杆向检查者方向移动，根据需要置于2g或6g重量压力之刻线位置，则可测量80～140mmHg的眼压	
	对角膜散光大于3D者，三棱镜与角膜接触面为椭圆形而不是圆形，此时必须将其弱主径线或较大的曲率半径轴置于43°轴向方位，即将测压头侧面的弱主径线轴对准测压头固定环的红线	
	测量完毕后，用3%过氧化氢溶液或1：5000氯己定溶液擦净测压头前端，并以擦镜纸或消毒棉球拭干	
	被测眼的睑缘及睫毛不可触及测压头，否则被检者无法配合完成检查	
总体评价		

三、非接触式眼压计

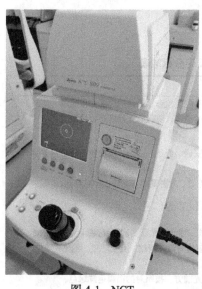

图 4-1 NCT

非接触式眼压计（non-contact tonometer，NCT）是利用一种可控的空气脉冲，气流压力具有线性增加的特性，将角膜中央部恒定面积（$3.6mm^2$）压平，借助微电脑感受角膜表面反射的光线和压平此面积所需要的时间测出眼压计数。NCT 的优点是避免了通过眼压计与被检者直接接触引起的交叉感染，无须表面麻醉，但眼压的准确性在小于8mmHg 和大于40mmHg 者的误差较大。实际上，被检者眼部与气流有接触（图 4-1）。

总之，各种眼压测量方法均有其优缺点，指测法简单易行，不受环境仪器影响，对角膜情况要求较低，在医疗条件有限的情况是粗略判断眼压的一种方法；Goldmann 压平式眼压计因其测量值准确，被誉为眼压的金标准，在科研中及青光眼的临床工作更为推崇；而 NCT 简单易掌握，临床实际应用更广泛。临床学生应掌握指压法、Schiötz 眼压计测量法、NCT 眼压测量法。

吴 琪

第五章　眼外伤及相关知识

【导读】眼外伤是引起单眼失明的首要原因，也是眼科的难点之一。第五届全国高等医学院校大学生临床技能竞赛的考试范围中的一项内容就是眼外伤处理技术和相关知识。眼外伤种类多样，在处理上又有其特殊性，是每位医生都要面对的问题。哪些是常见眼外伤？各种眼外伤的临床表现、急救及处理原则是什么？如何评估伤眼的预后？作为眼科医师，应该掌握眼外伤的急诊处置，了解其处理原则，以便在临床实践中正确处置，尽量挽救伤眼。因此，此次整理重点以临床技能竞赛的学生为对象，从临床常见的基础技能入手，将眼外伤的急诊处置及眼部烧伤部分进行了详细阐明，并整理了急诊基础处置的操作常规，作为学生的临床技能应用指南。前面文字部分重点介绍的是眼外伤的相关知识，涉及的具体操作包含结膜下注射、前房穿刺、结膜切开冲洗术、冲洗结膜囊等，需要熟练掌握。

第一节　眼外伤概论

据 2006 年全国残疾人抽样调查估计，我国眼盲和低视力人数约 2003 万，在导致单纯视力残疾的眼病中，眼外伤占 3.05%。眼外伤更居单眼致盲原因的首位。由于眼暴露在外，受伤的概率远高于身体其他任何部位，临床上眼外伤很常见。眼的结构精细特殊，一次严重的眼外伤可同时伤及眼部多种组织结构，引起严重的后果，轻者视力下降，重者视力完全丧失；又因角膜、晶体、玻璃体等都是无血管的屈光间质，构造特殊，营养供应差，新陈代谢低，抵抗力较弱，一旦受损可影响其透明度，感染时其是细菌最好的培养基，治疗药物难达到有效浓度。因此，我们要高度重视任何眼外伤。眼外伤患者多为男性，儿童和青壮年发病率高，瞬间伤害可对患者的身心和生活质量造成严重影响，也随之带来沉重的社会和经济负担。因此，我们要高度重视眼外伤的防治，要做到及时正确地采取抢救措施，从而使损伤和病变降低到最低程度，尽最大的努力恢复被损害的视力。

一、眼外伤的定义

任何机械性、物理性和化学性的外来因素作用于眼部，从而造成视觉器官结构和功能的损害统称为眼外伤，它是视力损害的主要原因之一。

二、眼外伤的分类

（1）按致伤原因可将其分为机械性和非机械性两类，前者包括钝挫伤、穿通伤和异物伤等，后者有热烧伤、化学伤和辐射伤等。

（2）按致伤类型，眼外伤可分为眼表异物或擦伤，各种锐器造成的眼球穿通伤，碰撞、斗殴、拳击和气体冲击等引起的眼球钝挫伤或破裂伤，以及运动或玩耍、爆炸物、交通事故等引起的多发伤或复合伤。

（3）按损伤程度，眼外伤可分为轻度、中度和重度眼外伤，轻度眼外伤指眼睑、结膜和角膜等浅表组织的擦伤和轻度酸碱烧伤，中度眼外伤指眼睑、泪器和结膜的撕裂伤、角膜浅层异物和中度酸碱烧伤，重度眼外伤包括眼球穿通伤、眼内异物、眼球钝挫伤和重度酸碱烧伤等。

第二节　眼外伤病史的采集和记录

眼外伤是常见病，但其临床表现千变万化，不同患者的反应不完全一样。为了及时确定治疗方案，接诊医师应尽早准确地获得并详细记录可靠的受伤史，包括从受伤之时起一直到接诊时的整个发展过程。病史的来源，可以是患者的自述，也可以是护送人员或在场目睹受伤经过的证人的讲述。这些病史必须详细可靠，因为它不仅是治疗的根据，而且具有法律作用。

当然，化学伤、烧伤则属于例外，抢救的时间必须分秒必争，医师只需要简单掌握病情，立即进行冲洗眼睑、结膜囊治疗，待抢救完毕再详细询问病史即可。

一、受伤的时间

写明何年何月何日何时受的伤，受伤后是否第一时间处理伤口，是否去往急救站，经过多长时间到达的急救站，在急救站停留的时间，何时从急救站转到医院，受伤时的气候及受伤后沿途辗转的时间，根据这些情况，医师可以初步估计病情的程度。

二、致伤地点与周围环境

创伤的发生可以在野外，也可以在室内，可以在很污秽的地方，也可以在比较洁净的场所。因此，伤口受感染的情况可以出现很大的差别：致感染的物质可以是泥土、植物或一般物质，致感染的微生物可以是细菌或真菌。

三、致伤物体及伤者的体位

致伤物体的性质可以是气体、液体或固体。固体物质应明确是金属还是非金属，如果是金属，应了解它是否有磁性；如果是非金属，应弄清楚是塑料、玻璃、植物、动物还是其他物质。

致伤物体的大小可直接影响眼部创伤的程度；致伤物的形状可以是圆形，也可以是不规则形，前者损伤小，后者损伤大。致伤物的数目可以是一个，如子弹伤；也可以是多个，如爆炸伤的大量残片；可以是单眼受伤也可以是双眼受伤；致伤物侵犯的方向，受伤时患者头颅的位置和眼球注视的方向及这三者的相互关系；这些细节往往可以影响眼部组织损伤的程度。例如，来自颞侧的损伤，眼的额骨具有一定保护作用，相反，来自正前方的损伤，眼球遭受损伤的概率就明显增大。伤者当时的体位对判断和分析伤情也具有很大的意义，应当格外注意。例如，俯卧位的伤员，面部朝下，但往往眼向前方注视，则眼球下方暴露损伤的概率就更大。此外，还应了解伤员当时有无预感，有无保护性动作（如闭眼、手臂遮挡），有无戴防护眼镜，眼镜的损伤情况等，对判断伤情也具有重要的意义。因此，详细询问病史，这些方面也很关键，有助于医师估计组织损伤的程度。

四、眼外伤的种类和性质

引起眼外伤的种类很多，性质不一，常见的有挫伤、震荡伤、切割伤、穿通伤、异物伤、烧伤、炸伤、辐射伤、应激伤、动物咬伤等。同一种类的外伤，根据受伤的性质不同，受伤的程度可以相差很远。例如，同样是炸伤，火药炸伤、炮弹片炸伤还有雷管炸伤的结果完全不同；同样是烧伤，汽油的烧伤重于火焰的烧伤；同样是化学烧伤，碱烧伤重于酸烧伤。在接诊伤员时，这一切都必须详细询问清楚。有时伤员会夸大伤情，或无法准确叙述，此时应当询问相关人员，尽可能获得更多有关受伤的细节。

在和平年代里，随着人们生活习惯的改变，眼外伤的种类也发生着较大的变化，春节期间和日常生活中的庆典活动期间，烟花爆竹炸伤的眼外伤明显增多，且往往合并有火焰烧伤、钝挫伤和异物穿通伤。注射器、银针等造成的儿童眼穿通伤，往往因为伤口隐蔽，儿童惧怕被家长批评而隐瞒伤情，从而导致伤情加重，甚者发展为眼内炎，最终导致失明。

眼部遭受外伤后，外伤的范围不完全相同，可以是单一伤，可以是多发伤或复合伤。单一伤是指某一致伤物，单纯损伤了眼部。多发伤是指在同一致伤物的作用下，身体同时或相继有两个以上的解剖部位遭受损伤。复合伤是指两种以上的致伤因素同时或相继作用于伤员所造成的损伤。

接诊医师在详细询问病史及体格检查时，必须重视全局观，不能只关注眼伤而忽视了全身器官的损伤。一定要重点注意伤员的生命体征。在抢救伤员时，首先要弄清楚何者最急，何者次急，根据轻重缓急，有条不紊地逐一进行处理。必要时，可以组织不同科室的医务人员同时进行抢救。原则上是首先抢救生命，待生命体征稳定之后再进行眼科处理。切不可因抢救眼伤而忽视了全身，也不可以因抢救全身而忘记了眼伤的处理。

五、伤前病史

应了解受伤前患者是否曾经患过眼病，是否曾经有过眼外伤，接受过何种方式的治疗，治疗效果怎样，是否有弱视史，是否有手术史，是否曾经做过内眼手术（青光眼外引流手术、穿透性角膜移植术、白内障摘除术等）。例如，已植入眼内的人工晶状体或环扎带可以因外伤而脱位，并造成二次眼组织损伤；已缩小的青光眼视野会因受伤后眼压升高而更加缩小；做过角膜切开术的眼球，受伤后眼球破裂的概率将大大增加。应了解患者全身健康状况如何，有无家族遗传疾病或先天发育异常历史，特别要注意有无糖尿病、哮喘、高血压、心肾疾病或神经系统异常，有糖尿病史、出血性疾病病史的人，受伤后出血常常较严重。应了解患者原有最好的视力，为判断术后视力提供参考指标。应了解患者是否曾经配有义齿，还要仔细询问患者对药物有无过敏史，有无过敏性疾病，是否注射过破伤风类毒素，何年何月注射过破伤风类毒素等。

六、伤后处理

应了解受伤后患者是否曾经就地抢救，是否曾经送急救站处理，接受过哪些局部和全身治疗，服用过何种药物，采用何种工具运送，是否曾经注射过破伤风类毒素或免疫血清，是否曾经使用过抗生素。

第三节　眼外伤的常规检查

患者到达医院后，首先应检查生命体征，包括脉搏、体温、呼吸、血压；其次应检查全身各部分，尤其是一些重要的器官如颅脑、胸、腹、四肢，如为多发伤，特别要注意肝脾有无破裂、颅脑有无损伤、呼吸道有无阻塞，应及时请神经内科、神经外科、耳鼻喉科、颌面外科等相关科室进行急症会诊。

生命体征稳定之后，如果患者神志清楚，应当检查双眼视力，包括裸眼视力、矫正视力。因眼睑损伤、结膜高度水肿不能进行检查时，可先滴麻醉剂，以开睑钩分开眼睑，然后进行检查。如果患者不配合，可给患者酌量服用镇静剂。确实不能做详细检查者，应进行粗测，如光感、数指、色觉辨识力等。怀疑有颅脑损伤者，应当检查瞳孔及视野，请神经外科会诊，行头部 CT 检查，以明确诊断。

遇有严重的眼球伤及眼眶骨折的情况，应在手术室全麻下进行探查，不可施行球后麻醉，以免挤压眼球，加重眼内容物脱出。

眼部的常规检查，应按程序逐步进行，避免漏项。

一、一般检查

眼部的检查应在全身状况平稳后进行，患者应主动采取舒适的坐位或仰卧位，头部应有稳定的支撑。应准备下列物品：聚焦灯、裂隙灯活体显微镜、直接（或间接）检眼镜、眼部表面麻醉药物、开睑钩、生理盐水、棉签、注射器、纱布。

（1）面部及眼睑：注意眼睑的颜色是红还是紫或黑，外形是否正常，有无肿胀、撕裂、下垂，可绘图说明裂伤的大小、长短及深度，损伤是否累及内眦及泪器。有无气肿及捻发音，有无眼眶及鼻骨骨折。皮下气肿和血肿应考虑有眶骨骨折的可能。较深的伤口要注意是否同时伴有眼球穿孔伤，若伤口内有黑色素脱出则可以确诊眼球穿通伤，不宜再用探针探查，若伤口内有脂肪脱出则表明眶隔有破裂，若伤口内或鼻腔内有淡黄色液体流出说明有脑脊液漏。位于内眦角的睑缘裂伤要注意有无泪管断裂、泪道损伤。

（2）视力、瞳孔、眼运动：初步判断伤眼有无视力、光感，光定位是否确切、大致的视野范围。若眼前节完整且视力完全丧失，说明视网膜、视神经有严重损伤，若同时伴有低眼压、眼球变形，应考虑有后段眼球破裂伤，应进行详细眼部影像学检查加以鉴别。

（3）结膜：嘱患者不能用力闭眼，双眼同时睁开，保持头位不动，检查者要向被检者解释检查目的及操作方法，以取得患者密切合作。用手指垫纱布或棉签分开上下睑，切忌压迫眼球。如眼睑损伤，刺激症状较重，可滴眼部表面麻醉药麻醉后，用开睑钩分开眼睑。若眶压很高，则不宜强行分开眼睑，以免挤压眼球，必要时可做眼轮匝肌麻醉。用湿棉签拭去结膜表面的血块和分泌物，首先检查球结膜有无撕裂、出血或水肿。若为单纯撕裂则很容易愈合；若为缺损则需要缝合或修补。结膜下出血，出血面积小者无特殊意义；如果是位于球结膜下的大片出血，且中央部颜色较深者，则可能由巩膜穿通伤或眶内大出血引起。前者常伴有眼球变软，后者常合并有眼球变硬，眼球向外突出。用聚焦灯斜照角膜，常可发现角膜的损伤和存留的异物，较小的角膜穿孔伤大多闭合，中等以上的穿孔多伴有眼内容物的脱出，嵌顿于伤口内，棕黑色组织为虹膜睫状体脱出，灰白色或透明体为晶状体或玻璃体脱出。若夹带有灰白色含血管的膜性组织则为视网膜脱出。位于鼻侧的大片出血，邻近穹窿部分颜色较深，邻近角膜缘部分颜色变淡者，应排除是否由颅底骨折或眶壁骨折引起。球结膜水肿，轻者可能由眼球穿通伤等引起；重者呈鸡冠状，可见于颈内动脉海绵窦瘘或海绵窦血栓。

（4）角膜：位于眼球最前端，是外伤最常见的受损伤部位，有擦伤、异物伤、浅层或深层裂伤、穿通伤、烧伤、军事毒剂伤。患者伤情轻重不一，轻者须在结膜囊内滴入荧光素液，在裂隙灯活体显微镜下，详细查明损伤的范围。如果是异物伤，应观察异物的位置、深度及数目。如果是烧伤，应查明角膜上皮脱落范围、大小等情况，角膜混浊等级，瞳孔可见度及角膜缘情况均应详细记录。对于裂伤，则应绘图标明其位置形状、长短和深浅，更重要的是明确损伤是否穿通角膜全层，有无眼内容物脱出，前房深浅状况，有无毛发或植物等进入伤口及前房。

（5）前房：不论是角膜或眼球的穿通伤还是非穿通伤，均应在裂隙灯活体显微镜下，详细检查前房，一是看前房的深度，二是看房水的混浊度，包括房水细胞数及房水闪辉级别，有无纤维素，何种细胞浸润。如果是前房积血，应绘图标明前房内的出血量和血沉颜色，并记录检查日期，以便逐日随访对比，伤后房水变透明者，还应详细检查前房角，观察有无房角后移现象并绘图或照相记录。观察眼底，特别是视盘及视网膜情况。

（6）虹膜：裂隙灯活体显微镜下详查虹膜根部是否伴有断离，如 D 形瞳孔表明虹膜根部离断，橘核形瞳孔表示其尖端部位可能有眼球壁全层伤口，虹膜嵌顿。虹膜震颤表示有晶状体脱位。明确虹膜间质或隐窝有无裂孔、虹膜瞳孔缘部有无撕裂，这些检查都必须在瞳孔散大之前进行。对于虹膜穿孔，有时直接焦点照明法不能看见，可改用后部反光照明法检查，此时穿孔处呈红色荧光。对脱出的虹膜，应检查脱出部位、脱出量，有无撕裂，有无污染、渗出物，是否伴有晶状体物质或玻璃体。

（7）瞳孔：不论是单纯眼外伤还是全身外伤，瞳孔检查都具有很重要的诊断和判断预后的意义，特别是颅脑外伤，检查必须细致，包括瞳孔的形状、大小、一半或全部、直接及间接光反射和调节反射，颅脑外伤患者还应在不散瞳情况下检查眼底，必须在神经外科医师会诊之后，方可散瞳，在此之前千万不可因急于检查眼底而散大瞳孔，以免掩盖瞳孔的相关体征。有时会出现受伤当时瞳孔缩小，经过几分钟或几小时之后，瞳孔又可出现麻痹性开大，因此观察时间应当长一点。此外，瞳孔变形都是发生在虹膜出现了因外伤而导致的解剖性改变之后。它的存在提示我们必须详细检查虹膜组织。检查瞳孔要注意其形态、大小，光反射及两侧是否对称。钝性挫伤后的早期，瞳孔可暂时出现痉挛性缩小和调节痉挛，随后出现瞳孔散大，调节力丧失。检查时不用药物散瞳，若对侧眼瞳孔也散大则提示有颅内压升高，应及时处理。

（8）晶状体：观察应在裂隙灯活体显微镜下进行，可随时调整裂隙的宽窄及灯光与被检眼的距离，详细观察晶状体前后囊及晶状体核，混浊区的大小、部位、形状、混浊程度。观察有无虹膜后粘连、有无虹膜色素附着、有无皮质脱入前房、晶体后囊的混浊程度、有无弥漫性或环状黄色小点（铁锈沉着）、有无彩色反光小点、有无晶状体皮质进入玻璃体及有无晶状体震颤和移位。

（9）玻璃体及视网膜：双目间接检眼镜是检查眼底的重要工具。它照明度强、视野大，而且是双目，立体感强，即便在伤眼瞳孔小，屈光间质不清，如晶状体有部分混浊、玻璃体有中等程度出血的情况下仍可以看清眼底，查明眼球后极部损伤部位，视网膜脉络膜出血点，眼内异物大小及位置。检查之后，应绘图记录。

直接检眼镜能辨认眼底部很小的裂孔及出血点，缺点是灯光亮度不强，观察范围较小，不易看到周边眼底。检查时，先做透照法，在橘红色反光中，如果看见黑影，令患者转动眼球，黑影与眼球转动方向一致，则表混浊位于晶状体前方；若黑影位置不动，则表示混浊位于晶状体内；若黑影位置与眼球转动方向相反，自由飘动，则表示混浊位于玻璃体内。红色混浊为新鲜出血，暗红混浊为陈旧出血。观察异物时，应注意异物大小、反光度及活动度，以便辨别异物是金属、玻璃还是寄生虫。透照法检查完毕，检查眼底时，应先看视盘，再看黄斑部，随后看视网膜血管，最后查周边视网膜。视盘直径为 1.5mm，以此计算损伤部位及其与视盘之间距离。视盘高度和视网膜脱离的高度是按屈光度计算的，每相差 2.5 个屈光度相当于高度为1mm。

（10）眼压：眼球前段外形完整，但眼压很低，此时考虑后段眼球壁有破裂伤，眼内容物脱出；眼压偏高显示眼球内或眶内可能有大出血。最简便的检查方是指测法，两眼对比，作为初测。如果必须更准确，有条件者，可以使用 NCT，NCT 不接触眼球，为非创伤性检查。也可采用压平式眼压计。

（11）眼球运动：一般只适用于眼球没有破裂伤时，否则检查眼球运动会促使眼内容物脱出，询问患者有无复视。情况许可时，可查明眼球运动有无受限、受限的程度及方向；可以做复视图检查；必要时尚可做牵拉试验，查明运动受限的原因，是眶内组织水肿、眼肌挫伤、支配神经受伤还是由眶底骨折累及下斜肌及下直肌等引起。眼球运动受限，提示此方向眼肌损伤，或局限性骨折。若眼球固定，视力丧失，常提示眶尖骨折，多根神经损伤。

（12）眼球位置及眼眶：检查眼球的位置，有无突出或凹陷，有无偏位，明显者肉眼即可看出，一般多采用眼球突出计检查。为了查明眼眶有无骨折或缺损，可用手指轻扪眶缘是否光滑整齐、皮肤有无气肿及捻发音。

二、特 殊 检 查

（一）眼和眶部的 X 线检查

1. 平片检查　采用得最多，主要用于检查骨折、金属或其他不透 X 线的异物及其定位，亦可用于眶骨感染等的检查。常用体位有以下几种。

（1）视神经孔位：可显示视神经孔的轴位像和筛窦气房。

（2）后前位：系眼部的标准正位投射体位，可显示两眶的形状、大小，眶壁骨质，蝶骨大小翼，眶上裂及筛窦。

（3）侧位：可显示眶的侧面观。

2. 造影检查　颈内动脉造影可显示眼动脉影像，有助于眼内动静脉瘘、动脉瘤及颈内动脉海绵窦瘘等的诊断，也有助于血供丰富的眶内肿瘤如脑膜瘤、横纹肌肉瘤及视网膜母细胞瘤的诊断和鉴别诊断。

3. 眼内异物定位　异物一旦肯定，就应做异物定位，从 X 线检查角度，眼部异物一般可分为不透 X 线异物如钢、铁、铜等重金属，半透 X 线异物如镍、合金等某些轻金属，可透 X 线异物如泥沙、玻璃、竹签、木屑等这些密度与眶内软组织几乎完全相等的异物。从操作角度看，一般可分为两步。

（1）确定有无异物存留：一般是采用眼部常规前后位、侧位平片检查。

（2）眼内异部定位：为常用的方法，有直接定位法、无骨照片定位法、薄骨照片定位法、方格定位法、对比造影定位法及生理学定位法等。

（二）眼和眶壁的 CT 检查

CT 检查对特别细致的结构骨折线非常有用，如纸板骨折，X 线片和断层均常为阴性，而CT 投射像为阳性。CT 检查软组织结果亦明显优于 X 线片。X 线片可显出较大的异物，但可能会漏掉较小的异物，而且不能确定异物与眼球的相关位置，必须借助定位器。CT 扫描所得的三维影像则可以直接判定，一目了然。通常，CT 检查和 X 线检查同时进行。

（三）眼和眶壁的磁共振检查

磁共振成像术（magnetic resonance imaging，MRI）是一种生物磁学成像技术，是不使用放射线的无损伤摄影技术，根据近年来使用经验，MRI 对眼外伤的诊断，可归纳为以下 3 点：

（1）禁用于可疑磁性异物：MRI 可以清楚地勾画出非磁性异物的大小和部位，是很好的检查手段。对磁性异物，MRI 则有困难，因为即或是极小的磁性异物亦可扭曲磁力线，从而出现显著的磁性金属伪影，难以确定异物的大小和位置，并可使邻近正常结构出现变形或扭曲。另外，在磁场中，磁性异物会产生移位而损伤眶内组织，故 MRI 检查禁用于存在可疑磁性异物的伤眼。

（2）外伤性眶内血肿：CT 扫描眶内新鲜血肿呈高密度，眶内脂肪为低密度，但在 MRI 中脂肪为高密度，两者对比明显。CT 对眼眶是否有骨折的观察较清楚，但对眶顶及眶底血肿常易受骨性伪影和部分容积效应的影响而易被遗漏，MRI 利用多种方向切层及不同序列的扫描，能较容易地确定血肿的部位及性质。

（3）外伤性海绵窦动静脉瘘：做 CT 扫描时必须注射足量的造影增强剂，才能显示清楚。做 MRI 时，因流动效应（flow effect）是 MRI 另一成像要素，故可以不使用造影剂，MRI 可直接清楚地显示颈内动脉及扩张的海绵窦或眼静脉，十分简易方便。

（四）眼外伤的超声诊断

超声诊断为无损伤、非侵入性检查，且可以清晰地显示正常眼球各层结构。眼创伤时，超声可以检出损伤所在，对诊断具有重要意义。常用的超声诊断方法为 A 型超声（A 超）、B 型超声（B 超）和超声生物显微镜检查。

（1）A 超：主要用于眼前段没有伤口的眼，当有眼内异物时，玻璃体平段内会出现单高波，减小灵敏度能使眼球壁回声降低甚至消失，但异物回声仍存在。还可用来测量伤眼眼轴长，间接判断有无眼球破裂伤和视网膜脱离。

（2）B 超：可见眼内有强回声光点。①金属异物回声较非金属异物为强；②有伴随现象，眼内异物常伴有玻璃体积血、视网膜脱离、白内障等；③眼内异物定位，在异物部位做"十字"形交叉扫描，即一幅横断面图及一幅纵切面图，即可确定异物深度、部位及大小，对诊断及手术取出异物均有帮助，为了确定异物含铁量，可以进行 A 超检查；④可以用于探测眼球后壁有无破裂伤，有无眼后段内容物脱出至眼眶内；⑤对眶内异物，通常由于眶脂肪结构不均匀，极难确定，有水肿及出血围绕可将周围脂质形成一个透明区，从而有助于诊断。

（3）超声生物显微镜：用于无眼球破裂伤的眼前段检查，可以了解角膜形状、晶状体位置、巩膜位置、睫状体有无撕裂和后退，对确定损伤类型和手术方式有极大帮助。

（五）视觉电生理检查

随着科学技术的进步，视觉电生理检查在临床的应用范围越来越广阔，对眼外伤的诊断与预后也是如此。目前常用的视觉电生理检查：①ERG，记录视网膜动作电位；②眼电图，记录视网膜外层静止电位；③视觉诱发电位，记录大脑视皮质电活动。

（六）FFA

利用 FFA 可以观察视盘的改变，对视盘水肿（真性、假性）、球后视神经炎、乳头上玻璃疣、视盘血管炎、视盘前膜、视盘小凹、视神经萎缩、缺血性前部视神经病变、青光眼、视盘肿物等进行鉴别诊断。观察视盘和视网膜血管有无渗漏，有无出血，有无渗出，有无微动脉瘤与小出血点。在临床观察中，还要注意是否合并视网膜震荡、特发性黄斑裂孔、脉络膜破裂、脉络膜视网膜炎、视神经挫伤。

（七）OCT

利用 OCT 检测眼底后极部视网膜脉络膜损伤情况，主要用于屈光介质比较透明的后节受伤。其可以反映出受伤视网膜有无水肿增厚、破裂深度、膜内及膜间出血及细微的膜性病变。

（八）角膜地形图和波前像差仪

前者用于了解受伤眼角膜前表面形状的改变，后者用于检测受伤眼整个屈光系统的光学像差，对于治疗和预后有很大的定量指导意义。

第四节　眼外伤的急诊处置

一、分　　类

（一）根据全身伤情的分类和处理

（1）第一类：全身伤情很重，危及生命。在这些伤员中，有休克及窒息者，应按第一级优先处理；有内脏损伤、颅脑闭合伤、伤及面积大于 20% 的全身烧伤者，应按第二级优先处理，即先治全身，待生命体征稳定之后，再治疗眼伤，但对必须进行减压的颅脑及脊柱伤，原则上应先检查瞳孔大小和对光反射，并在小瞳下检查眼底，并将检查所见记录在病历上。

（2）第二类：全身及眼伤均严重，如全身爆炸伤及烧伤面积约为 20%的患者，在全身抢救的同时或其稍后，进行眼外伤的处理。

（3）第三类：全身伤情很轻，眼部伤情较重，先做急诊处理，如为眼球裂伤，则应手术治疗。

（4）第四类：全身及眼部伤情均轻，如颜面及眼睑部擦伤，门诊处理即可。

（二）按照眼外伤的分类和处理

1. 一级急症　患者到达急诊室后，必须分秒必争，立即进行抢救。

（1）角膜化学烧伤、热烧伤、军事毒剂伤。

（2）眼球穿通伤合并眼球内容物脱出。

（3）眼球脱臼。

2. 二级急症　详细询问病史，进行必要的检查，制订治疗方案，应当在诊断明确之后立即给予手术和药物治疗，但在情况不明之前，切忌草率手术。

（1）眼球穿通伤，但眼内容物未脱出。

（2）眼部爆炸伤。

（3）睑撕裂伤。

（4）眼挫伤合并前房积血、继发青光眼。

（5）眼部挤压伤。

（6）角膜异物。

（7）外伤性角膜溃疡合并铜绿假单胞菌感染。

（8）眼眶蜂窝织炎。

（9）眼内炎，全眼炎。

（10）交感性眼炎。

（11）急性辐射伤。

（12）颅脑或颌面外伤后出现的急剧视力下降。

3. 三级急症　属一般性急症，可在做出诊断后适当处理或择期手术，如结膜下出血、眶内血肿、眼内异物伤、眼眶骨折、急性眼球突出、裂孔位于上方的视网膜脱离、原因不明的视力急剧下降。

二、初期急救处理

（一）初期急救的目标

（1）中止或减小对眼的持续性损伤。

（2）降低在等待专科正规治疗期间进一步损伤的危险。

（3）为专科治疗准备较好的手术条件。

（4）为安全运送伤员提供方便。

（5）减小伤员的心理创伤。

（二）处理原则

（1）全身及局部应用抗生素预防感染。

（2）有伤口者，注射破伤风抗毒素。

（3）在需要的时候选择性使用皮质激素。

（4）止痛剂、止血剂，包扎止血，避免使用难溶性颗粒性药物外敷伤口，以免影响手术清创，局部疼痛剧烈，可做局部阻滞麻醉。

（5）降低高眼压，可给予甘露醇 50～100ml 静脉滴注。

（6）清创缝合。

（三）眼睑、结膜伤的处理

（1）较小的眼睑裂伤，水肿轻微，可一期缝合。

（2）对于明显水肿、淤血的眼睑伤口，泪小管断裂，如果同时伴有眼球穿通伤，应先缝合穿通伤，暂不缝眼睑，以免加重眼内容物脱出。可用湿纱布包扎，或待水肿消退后再缝合。

（3）较小的结膜裂伤不需要缝合。

（4）眼睑异物多见于爆炸伤时，上下眼睑可布满细小的火药渣、沙石，对于较大的异物可以手术取出。常见的结膜异物有灰尘、煤屑等，其常隐藏于睑板下沟、穹窿部及半月皱襞内。

取结膜异物的操作方法：滴用表面麻醉药物后，可用棉签拭去或用针尖拔除异物，再滴抗生素滴眼液或涂抗生素眼药膏，纱布包扎患眼。

眼睑裂伤修复原则：①尽量进行显微手术，彻底冲洗伤口并清除所有异物；②尽量保留损伤的眼睑组织；③眼睑的各层组织应分层缝合；④尽量顺皮肤纹理加以对合；⑤眼睑重要支持组织如韧带、睑板、滑车和眶骨等是修复的重点；⑥注意泪道损伤的修复；⑦1～2 个月的畸形修复可以重新拆除行再次修复手术，不必等待斑痕软化后再行成形手术。

眼睑裂伤的缝合方法：①间断缝合，用于对合伤口的皮肤边缘及张力不大的伤口，有助于减少瘢痕形成。②连续缝合，用以关闭张力不大及较长的皮肤伤口。③埋藏皮下缝合，为了消除伤口深处的无效腔及减轻伤口边缘的张力。④连续表皮下缝合，常用于厚真皮区内的伤口缝合，如额部及四肢。⑤半埋藏的水平褥式缝合，在较大的伤口需要做皮下缝合时可能有用。⑥垂直褥式缝合，会同时提供对浅及深部伤口的支持作用并有助于达到伤口边缘外翻的目的。

（四）眼球穿孔伤和破裂伤的处理

（1）3mm 以下的角膜伤口，无虹膜嵌顿，无移位，无倾斜或水肿的裂伤，前房存在的伤口则不需要缝合。

（2）3mm 以上的角膜伤口，需要做显微手术严密缝合。有虹膜嵌顿时，24h 以内的伤口应用抗生素溶液冲洗，脱出的虹膜清洗后应还纳回前房，不可轻易剪除，再用 10-0 尼龙线缝合角膜。

（3）复杂病例，多采用两步手术，即初期缝合伤口、恢复前房、控制感染；在 1～2 周，再行内眼手术或玻璃体手术，处理外伤性白内障、玻璃体积血或视网膜脱离等。

（4）显而易见的眼内异物，而且通过简单操作可以摘除的，应及时摘除。但直视看不见、摘除有难度的异物应当通过规范的玻璃体手术摘除。眼内异物者发生眼内炎的概率大，异物没有摘除或暂不能摘除者，眼内注射万古霉素 1mg 对防止眼内炎发生具有重要作用。位于眼眶或颅内的巨大异物，若无脑外科医师在场，绝不要在现场取出，以免引起颅内大出血，危及生命。可将异物固定，包扎后立即安排手术。对已完全破坏的眼球，如不是其他手术需要，绝对不要在急救条件下做眼球摘除。

（5）角膜裂伤的缝合方法：充分清理角膜伤口，选择带铲形针的 10-0 单尼龙线做角膜伤口缝合，间断缝合法最简单且最常用，缝线应与伤口垂直，伤口两侧入针距离相等，缝合角膜伤口两侧 3/4 或 2/3 深层，入针及出针点距创缘 1.0～1.5mm，每针间隔 2～2.5mm，结扎松紧度适中，以两侧角膜创缘靠紧无褶皱为适度，过紧会引起术后散光，过松会引起伤口漏水。

（五）眶内及眼内异物的处理

较小的眼内及眶内异物，原则上不在急救条件下手术取出，以免加重损伤。

（六）化学伤的处理

化学伤的清洗原则：
（1）使用中和性液体。
（2）先清除结膜囊内的化学物质颗粒。
（3）大量液体冲洗至少 30min，若无中和液体，可用生理盐水或清水代替。
（4）药物治疗，结膜下注射中和性药物，结膜囊内滴中和性药物、阿托品散瞳剂、抗生素滴眼液、抗生素眼药膏。

（七）烧伤的处理原则

立即去除热源物质，涂抗生素眼药膏，包扎。

（八）包扎

（1）保护创伤不再污染。
（2）保护已暴露的眼球，防止眼球及创面干燥。
（3）伤口上严禁涂洒任何难溶性的粉状药物，以免结痂，影响进一步处理。
（4）嘱患者切勿用力挤眼，并戴金属眼罩，防止意外碰撞。

三、眼外伤患者的转送

多发伤合并眼外伤，其转送有两类：一类是全身伤情重，有生命危险，必须优先转送；另一类是全身伤情中等，但眼伤很重，有失明危险。两者之中，应先抢救生命。伤员多时，更应权衡轻重，先送重伤员。

（一）护送前的准备工作

（1）伤员全身情况平稳，能耐受运送行程。
（2）伤员已接受了眼部检查和急救处理。
（3）已填好详细的眼外伤病历记录。
（4）行程较远的伤员应建立静脉通道，全身应用广谱抗生素预防感染。

（二）运送方式

1. 车辆运送 优点是机动性强、不需要转换即可直达附近医院、快速，适用于中短距离的伤员运送。缺点是受路况限制较大，颠簸性大，易致恶心、呕吐。眼附属器伤、眼球闭合性创伤和较小的眼球穿孔伤，可取坐位或半坐位；大的穿孔伤应取平卧位或 30°半卧位，头部位于车厢中部，有良好的缓冲垫放于枕后。伤者如有恶心、呕吐，可停车给药。为减轻车辆行驶中的颠簸和震动，可在车厢后部放置一些重物。

2. 船舶运送 适用于河流较多的地区和沿海地区。优点是容量大、平稳。缺点是速度稍慢需要靠岸中转汽车，海上行驶受气候影响较大，不适于较重的伤员。伤者可取半卧或平卧位，与船只长轴方向一致，底舱中部摆动幅度较小，适合于安排重伤人员。为减轻晕船的影响，开船前应给予抗晕止吐药。

车船转送合并有头脑颌面伤的重伤员时，护送人员要注意观察其生命体征；要注意头部位置，严防窒息；要注意有无大出血，以保证生命安全；对眼球穿通伤、眼内容物脱出、视网膜脱离等伤员，可采取卧位运送，使用较平稳的运输工具，以便在运送途中减少颠簸；对眼部重伤患者，伤眼应用眼罩保护，另眼可用眼垫包扎，注意不要脱落，不要移动敷料。对双眼包扎的患者应给予生活照顾。眼重伤患者，在转送途中，如果时间不超过 24～48h 可以不换包扎，但抗生素类药物仍应继续使用。

3. 飞机运送 优点是迅速，相对平稳，适用于长距离运送。缺点是噪声和震动较大，还可引起一系列的全身性生理变化，因此眼外伤伤员的空中运送需要特别考虑和计划，如飞行引起的全身生理变化。

四、眼外伤后的抗感染

（一）眼外伤后感染的影响因素

1. 细菌 可以来自眼睑、睫毛或结膜囊内原有的附生菌，也可以随致伤物本身进入伤道，属于原发性感染。如果是病房内消毒不严或患者交叉感染，则属于继发性感染。细菌对组织的影响，常因进入组织的数量和毒力而不同，一般讲，每克组织所含细菌超过 100 个即能形成感染。全身抵抗力低下或伤口内有异物时，更小的数目即可引起感染。细菌的毒力因菌种而不同，梭状芽孢杆菌和溶血性链球菌能产生强有力的外毒素，铜绿假单胞菌和变形杆菌能产生毒素和酶，如凝血酶、纤维蛋白溶酶、透明质酸酶，能溶解坏死组织和血凝块，能透过创伤部位的组织屏障，从而使感染发展加重。真菌多来源于野外的植物性创伤，常见的有丝状真菌、新月孢子菌及镰状菌等。此外，念珠菌属也可以导致感染。

2. 伤口处理不当 如伤口清创不当、止血不全，或单纯依赖抗生素、用药时间过长、细菌可出现耐药性。

3. 患者体质 如糖尿病患者的全身抵抗力比正常人低，容易发生感染。患者情绪紧张、身体疲劳、营养不良及贫血等亦可影响抵抗力。

（二）抗生素的应用

眼球穿通伤，但感染不明显时，可立即应用广谱抗生素做静脉滴注。如果怀疑或肯定有眼内炎发生时，应当使用万古霉素 1mg 眼内注射。结膜下注射对眼内炎治疗一般无效。如果受伤环境污染严重，或者已经怀疑有眼内炎发生，则需要转运至条件好的眼科医院进行治疗，转运前眼内注射万古霉素 1mg 为救治争取时间的意义更大。同时，应做细菌药敏试验，根据化验结果，随时更改抗生素品种及剂量。如果准备在 12h 内进行手术，在手术室内应做穿刺取房水或玻璃体进行培养，随即静脉滴注抗生素。如果手术推迟，应根据创伤情况，在手术之前取合适的标本做培养，并及早进行抗生素治疗。

第五节 眼部烧伤

一、概 述

眼部烧伤是一种常见眼外伤，平时常见，战时多见。严格地讲，眼部烧伤的成因除了热烧伤（火焰、热气、蒸汽、炽热金属）、化学烧伤（化学战剂、酸、碱、磷、镁等）之外，还包括电烧伤和辐射烧伤。

热烧伤的首要（第一个）致伤因素是温度，组织在不同温度下变化不同。40℃，组织各种酶活性升高，高于 50℃组织蛋白开始凝固，细胞死亡，高于 100℃组织细胞内的液体开始沸腾，150℃组织开始汽化，高于 200℃组织碳化。

热烧伤的第二个致伤因素是热烧伤持续时间，持续在静止部位的烧伤，其严重程度一般大于短暂的高温损伤。

热烧伤的第三个致伤因素是烧伤面积和深度。大面积烧伤可引起剧烈的全身反应，而深度则与持续部位烧伤相关。因此，接诊烧伤伤员首先要判断烧伤的大致面积，及时处理随后而来的全身反应。在急救现场，以最快的速度协助伤员脱离热源是第一位的。

化学烧伤的损害程度与化学品的性质、剂量、浓度、物理状态（固态、液态、气态）、接触时间和接触面积的大小，以及当时急救措施等有着密切的关系。化学物质对局部的损伤作用，主要是细胞和蛋白质变性，有的产热而加重烧伤。有的化学物质身体被吸收后可发生中毒。

二、眼烧伤的分度

我国眼外伤与职业性眼病的分度标准

1. 眼睑烧伤

（1）Ⅰ度：皮肤充血，系表皮及浅层烧伤，皮肤表层血管扩张充血、出现红斑、感觉过敏、疼痛、水肿。因皮肤未完全破坏，仍有保护作用，通常不发生感染。伤后 2～3d 上皮愈合，不留瘢痕。

（2）Ⅱ度：皮肤水疱，表皮全层和部分真皮受损伤。毛细血管渗透性增强，血浆大量渗出，形成水疱和皮下水肿，烧伤处剧痛。因真皮层未完全受累，并有少量表皮基底细胞层残留，如无感染，伤后 1～2 周，表皮增生愈合，不留瘢痕。

（3）Ⅲ度：皮肤浅层坏死，真皮完全被破坏，但还保留毛囊汗腺周围的表皮基底膜。如无感染，伤后 3～4 周，经岛状上皮增生而愈合；如发生感染，则肉芽组织增生、愈合后有瘢痕形成。

（4）Ⅳ度：焦痂，眼睑全层包括皮肤、肌肉、睑板均坏死。皮肤全层坏死，因此无水疱形成，也无疼痛。但坏死组织周围有明显炎症反应。毛细血管渗透性增强，大量血浆渗出而水肿，坏死组织较重，很容易发生感染。坏死组织溶解脱落后纤维组织增生，形成大面积瘢痕，收缩后引起畸形，眼球裸露。

2. 结膜烧伤

（1）Ⅰ度：结膜轻度充血水肿。
（2）Ⅱ度：结膜贫血水肿。
（3）Ⅲ度：结膜全层坏死，毛细血管不可见，呈灰白色。
（4）Ⅳ度：焦痂坏死，白中带黄，显示累及巩膜。

3. 角膜烧伤

（1）Ⅰ度：上皮损伤，上皮混浊脱落。但前弹力层及角膜基质未受损失，痊愈后不留瘢痕。
（2）Ⅱ度：仅基质浅层水肿，未累及深层，故深层仍保持透明。
（3）Ⅲ度：实质浅层水肿，显著混浊，角膜呈磨玻璃状，角膜实质较深层也受损伤，虹膜隐约可见。
（4）Ⅳ度：角膜全层受累，呈瓷白色混浊，虹膜看不见。

4. 角膜缘损伤

（1）Ⅰ度：无缺血。
（2）Ⅱ度：缺血少于或等于 1/4。
（3）Ⅲ度：缺血超过 1/4，少于或等于 1/2。
（4）Ⅳ度：缺血大于 1/2。

三、热　烧　伤

（一）火焰烧伤

1. 致伤原因　多发生于工农业生产事故中，常见的火源有森林大火，煤油、汽油、天然气、液化石油气意外燃火等。近年来，在日常生活中易燃物质引发的火灾，如房屋装修失火、娱乐场所失火明显增多，由此引发的烧伤更具有特点。多半有呼吸道烧伤，有毒物质可使呼吸道中毒窒息。烧伤面积大而严重。部分交通意外可能会使车辆起火，受困车内的人员烧伤往往集中在上半身。此外，近年来发生的烟花烧伤人数明显增多。此类型伤员多半为轻伤，受伤的范围主要是暴露的颜面部包括五官等部位。在战争条件下凝固汽油燃烧弹或火焰喷射器造成的严重烧伤，烧伤的范围可以累及整个颜面，特别是眼部，直至全身的大部。部分伤员同时伴有爆炸伤和异物伤。

2. 临床表现

（1）轻度者：发际附近的头发、眉毛及睫毛被烧焦，由于热浪刺激引起的瞬目反射，使双眼紧闭，从而防止了火焰直接作用于眼球，保护了角膜及结膜。眼睑皮肤可以有充血水肿。角膜上皮被波及，亦仅发生上皮层混浊，2~3d 即可愈合，这类烧伤的温度约在 55℃以下，接触时间不超过 30s。如果温度达到 60℃，接触时间 30s 以上，将出现中度烧伤。

（2）中度烧伤者：眼睑的血管先是收缩，随即扩张，发生渗出反应，皮肤水肿，且有水疱。一般可自行消退，很少有继发感染。角膜偶有轻度混浊，呈雾状，虹膜纹理不清晰。

（3）重度者：热源温度在 65℃以上，接触时间约 30s。可产生按我国分级的Ⅲ~Ⅳ度烧伤。火焰接触的中心部为凝固区，中间带为水肿区，外周为充血区。伤后数分钟内整个面部肿胀，36h 达到高峰，眼睑皮肤全层坏死，其周围有明显炎症反应及大量血浆渗出所造成的水肿，角膜变瓷白色、虹膜看不见，结膜呈焦样坏死。颜面水肿消退后，烧伤区可见焦痂，黑色，脱落后变成红色肉芽组织。愈合慢，而且常出现各种并发症，如眼睑外翻、眼睑闭合不全、睫毛乱生、暴露性角膜炎及结膜炎、泪小点及泪小管闭塞等。这类损伤多见于昏迷伤员，眼睑失掉了瞬目的保护作用。

（二）接触性烧伤

（1）致伤原因：日常生活中，沸水、沸油、灼热煤渣、炭末或烟灰溅入眼内；工业上如熔化铁水、铅、玻璃等飞溅入眼均可引起眼部接触性烧伤。因致伤物体的温度、大小及接触时间各不相同，烧伤程度不一，常有致伤物体附着在组织上。致伤物的体积大、温度高、接触时间长，组织损伤就重；反之则损伤较轻。角膜温度达到 65~80℃时即可引起眼组织Ⅳ度损伤。

（2）表现：损伤多见于下穹窿部和眼球下部。如果是沸水、蒸汽、沸油、煤火花、烟灰等温度较低的物质，其接触球结膜时，可立即被泪水冷却，形成一层薄膜，角膜表层有一层上皮坏死，呈灰白色，1~2d 后痊愈，不留痕迹或稍有薄翳、云翳。如果是工业上高热熔化的铁水、钢渣、铜水、铅水等物质，其落入下穹窿及眼球下半部时，将形成一金属块附着，该处角膜呈瓷白色混浊，边界清楚。角膜混浊坏死后，脱落，轻者形成溃疡，重者形成局部葡萄肿，直至穿孔。结膜不仅可累及球部烧伤，睑部亦可被累及，前者结膜凝固坏死，其下巩膜也常并发坏死穿通，从而导致巩膜葡萄肿、玻璃体脱出、眼内炎；后者可产生睑球粘连、眼睑缺损。

（三）热烧伤的急救和治疗

眼部热烧伤可以单独出现，但更多的是作为全身烧伤的一部分出现，因此，在抢救热烧伤患者时，要全面了解其致伤物是气体、固体还是液体，要仔细检查其全身及局部。要检查伤员的血压、体温、脉搏和呼吸，对于气体及火焰烧伤，要检查呼吸道有无烧伤。早期的处理主要是治疗或预防休克，静脉补充液体，其次是抗感染、镇静、止痛。在全身状态稳定后可以处理眼部烧伤。

对于眼部烧伤，无论轻重程度均以开放疗法为佳。优点是烧伤表面能与外界空气接触，干燥快，有利于伤口愈合，而且观察方便，护理简单。应首先尽快取出致伤物，注意穹窿部的异物，用肥皂水擦洗烧伤四周的健康皮肤；其次用灭菌生理盐水冲洗清洁创面，用消毒湿棉球或纱布擦除创面污垢或异物，轻者直接在创面及结膜囊内滴抗生素滴眼液或涂抗生素眼药膏，重者先用消毒注射针头抽出眼睑上水疱内的液体，擦去已坏死崩解的皮肤，然后涂广谱抗生素眼药膏，盖以吸水纱布。球结膜水肿严重者可做放射切开，放出结膜下积液。如果球结膜已发生凝固性坏死，则应早期切除，移植结膜、羊膜、球筋膜或唇黏膜。为了避免睑球粘连，应早期涂眼药膏，戴睑球隔离器或角膜接触镜。

对于重度眼睑烧伤，除了用含抗生素生理盐水溶液浸透纱布湿敷，使焦痂早日脱落外，还应早日植皮，及时行睑缘缝合术，防止眼睑外翻、睑裂闭合不全，从而导致暴露性角膜炎。

热烧伤晚期可考虑角膜周围血管切断术或β射线照射治疗角膜新生血管。全层或板层角膜移植术治疗角膜瘢痕。眼睑及结膜瘢痕可做整形修复术治疗，如结膜、口唇黏膜移植等。

四、化学性眼灼伤

（一）概述

化学性眼灼伤分两大部分，其一，工业生产使用的原料、制成的化学品或剩余的废料直接接触眼部，引起化学性结膜角膜炎、眼灼伤；其二，有毒化学物质通过身体吸收引起急性或慢性中毒而发生的眼部病变。第八届全国高等医学院校大学生临床技能竞赛中眼科的考点之一为化学性眼灼伤的急诊处理技术及相关知识，此项应该作为眼外伤的重要掌握内容。

（二）发病机制

化学性眼灼伤的程度与化学物质的种类、浓度、剂量、作用方式、接触时间、面积以及与化学物质温度、压力及所处状态有关。

化学性眼灼伤程度还取决于化学物质穿透眼组织的能力。角膜的上皮、内皮和结膜是亲脂性组织，水溶性物质不易透过，而角膜实质层和巩膜属于亲水性组织，脂溶性物质不易溶解和透过；而既有水溶性又有脂溶性的物质则易于透过眼组织。眼球壁的这种特性，只是对稀薄的化学药物在治疗上而言的，若较高浓度的酸碱物质进入结膜囊内，菲薄的眼组织是不能抵御的，而且极易被毁坏。

碱性化学物质能与组织细胞结构中的脂类发生皂化反应，形成的化合物具有双相溶解度，既能水溶又能脂溶，引起组织溶解、软化，使碱类物质能很快穿透眼组织并且向深部渗入，因此，碱性化学物质极易渗入深部组织，在组织表面的碱性物质即使被冲洗干净或停止接触后，已渗入组织内的碱性物质也可继续扩散，引起内眼组织的破坏，故在眼发生碱性化学灼伤时，眼部组织的破坏是持续性的，临床上常见受伤时眼部表现伤势不重，未引起高度重视，1～2d后眼部破坏极大，甚至出现角膜穿孔或其他并发症而失明，因此应引起警惕。在常见的几种碱性化学物质眼灼伤中，若浓度和接触时间相同，则以氨对组织的损伤最重，钠和钙次之。氨水15s内即可进入前房，20%氢氧化铵及5%氢氧化钠30s可使房水pH升高。酸可分有机酸及无机酸两大类。有机酸中以三氯乙酸的腐蚀性较强。酸性溶液基本上是属于水溶性的。酸性化学物质灼伤可使组织蛋白发生凝固，形成凝固性坏死，在结膜及角膜表层组织上形成焦痂。这种焦痂可以减缓酸性物质继续向深部组织扩散，如损伤较浅，处理及时得当，一般较易修复，处理不当，接触时间长，可加重损伤，造成严重后果。因此，酸性化学物质对眼组织的渗透性和破坏性虽不及同等浓度的碱性溶液强，但亦不能轻视。

（三）临床表现

化学性眼灼伤是以酸、碱为主的化学物质所致的腐蚀性眼损伤（图5-1）。化学物质按性质、浓度及接触时间的长短，可引起眼组织不同程度的损害。

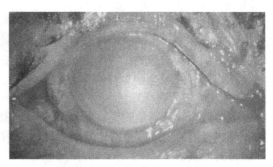

图5-1 碱化学性眼灼伤

1. 化学性结膜角膜炎 主要为车间空气中化学烟雾、气体、粉尘刺激所致，可为短时间高浓度的暴露，也可为较长时间低浓度的暴露。表现有明显的眼部刺激症状如眼痛、灼热感或异物感、流泪、眼睑痉挛等，眼部检查可有结膜充血、角膜上皮有损伤，但无角膜实质层的损害，视力一般不受影响，预后良好。

2. 眼睑灼伤 常是面部或全身灼伤的一部分。轻度灼伤时眼睑皮肤充血、肿胀，重者起水疱，肌肉、睑板等均可受到破坏。灼伤如在内眦附近，则伤后瘢痕变化常造成泪点或泪小管的阻塞，引起溢泪。面积广泛的灼伤，则可形成睑外翻、睑裂闭合不全、睑内翻、睑球粘连等。

3. 眼球灼伤 主要指结膜、角膜和巩膜的灼伤。临床上常以组织学的急性破坏、修复及其结局为依据，将其灼伤后的临床演变过程分为急性期、修复期和并发症期。

（1）急性期：一般为灼伤后数秒钟至24h。主要表现为结膜的缺血性坏死，角膜上皮脱落，结膜下组织和角膜实质层水肿、混浊，角膜缘及其附近血管广泛血栓形成，急性虹膜睫状体炎，前房积脓，晶状体、玻璃体混浊及全眼球炎等。实验室检查发现，角膜实质层黏多糖减少，房水和角膜实质层中葡萄糖及维生素C含量锐减。

（2）修复期：伤后10d至2周。组织上皮开始再生，多形核白细胞和成纤维细胞亦伴随血管新生进入角膜组织，巩膜内血管逐渐再通，新生血管开始侵入角膜，虹膜睫状体炎趋于稳定状态。

（3）并发症期：灼伤2～3周后即进入并发症期，表现为反复出现的角膜溃疡、睑球粘连、角膜新生血管膜，继发性内眼改变如葡萄膜炎、白内障和青光眼等。

在临床上，从灼伤开始至角膜组织完全修复，炎症过程是贯穿始终的。一些患者在灼伤后数小时内尚存有一定视力，随着病情进展，特别是进入并发症期以后，由于反复溃疡、葡萄膜炎、白内障、前房角结构遭破坏等一系列病理变化，病情常有很大的不同，患者亦有时轻时重的主观感觉。

4. 酸碱灼伤的临床特点

（1）一般认为酸灼伤具有以下临床特点。

1）酸向眼内渗入较慢，病变部边缘较为清晰。

2）酸灼伤病变一般为非进行性，常在灼伤后数小时内即可判断其预后如何。

3）角膜上皮很少呈片状脱落。

4）角膜、结膜和虹膜的广泛浸润或纤维素性虹膜炎较少见。

5）对于血管的侵犯，如早期强烈的结膜水肿、贫血、出血及虹膜血管的贫血现象不如碱性灼伤显著。

6）组织坏死一般限于酸接触面，内眼组织如晶状体的损伤较少见。

7）晚期并发症病例亦较碱性灼伤少见。

（2）碱性灼伤具有以下临床特点。

1）碱性化学物质渗入组织的速度快。

2）灼伤病变一般为进行性的，其接触面常呈扇状扩散。

3）病变边缘不清，灼伤组织呈无色或灰白色。

4）角膜上皮常有片状脱落。

5）碱性化学物质具有较强的穿透力，并能使组织蛋白溶解为可溶性的蛋白化合物，因而使组织的破坏逐渐深入，即使碱性物质未曾接触的周围组织，亦可引起病变，从而造成广泛而较深的组织坏死，形成深层瘢痕收缩，进而发生睑球粘连，以及眼内组织发生剧烈的炎症反应和破坏作用，终致全眼球炎或继发性青光眼、眼球萎缩等。

5. 诊断与分级标准

（1）化学性结膜角膜炎有明显的眼部刺激症状：眼痛、灼热感或异物感、流泪、眼睑痉挛、结膜充血、角膜上皮脱落等。荧光素染色有散在的点状着色。裂隙灯活体显微镜下观察以睑裂部位最为明显。

（2）有下列情况之一者为轻度化学性眼灼伤。

1）眼睑皮肤或睑缘充血、水肿和水疱，无后遗症。

2）结膜充血、出血、水肿。

3）荧光素染色裂隙灯活体显微镜下观察可见角膜上皮有弥漫性点状或片状脱落、角膜实质浅层水肿混浊。角膜缘无缺血或缺血＜1/4。

（3）除有上述（2）、（3）两项外，有下列情况之一者为中度化学性眼灼伤。

1）出现结膜坏死，修复期出现睑球粘连。

2）角膜实质深层水肿混浊，角膜缘缺血1/4～1/2。

（4）有下列情况之一者为重度化学性眼灼伤。

1）眼睑皮肤、肌肉和（或）睑板灼伤形成溃疡，修复期出现瘢痕性睑外翻、睑裂闭合不全。

2）出现巩膜坏死，角膜全层混浊呈瓷白色甚至穿孔，角膜缘缺血＞1/2。

（四）常规治疗

1. 急救　与酸、碱物质有接触的工作人员，平时应学会发生意外后的紧急自救处理方法。即在致伤物进入眼部的瞬间，应争分夺秒地在现场彻底冲洗眼部，这是处理酸碱烧伤最重要的一步。及时彻底冲洗能将烧伤降到最低程度。应立即就地取材，用大量清水或其他水源反复冲洗，冲洗时应翻转眼睑，转动眼球，暴露穹窿部，将结膜囊内的化学物质彻底洗出。应至少冲洗30min以上。送至医疗单位后，根据时间早晚也可再次冲洗，并检查结膜囊内是否还有异物存留。

2. 后续治疗

（1）早期治疗：局部或联合全身应用抗生素控制感染。1%阿托品眼药膏每日散瞳。结膜下注射中和液，碱性者注射维生素C 2ml，酸性者注射5%磺胺嘧啶钠2ml。碱性烧伤较重者可行结膜扇形剪开加结膜下冲洗，也可进行前房穿刺术以减轻对眼内组织的损害，局部或全身使用糖皮质激素以抑制炎症反应和新生血管形成；但在伤后2～3周，角膜有溶解倾向，应停用糖皮质激素。可滴用自体血清和含细胞生长因子的药物，以促进愈合。0.5%依地酸二钠（EDTA）可用于石灰烧伤病例。另外，患者2周内都应滴用降眼压药。持续的胶原酶活性升高是角膜溶解的原因之一。为防止角膜穿孔，可应用胶原酶抑制剂。局部滴用2.5%～5%半胱氨酸滴眼液；全身应用四环素类药物，每次0.25g，每日4次。维生素C对轻中度碱烧伤有益，但对阻止严重碱烧伤的角膜溶解作用有限。如果球结膜有广泛坏死，或角膜上皮坏死，可早期切除坏死组织，防止睑球粘连。一些患者在2周内出现角膜溶解变薄，需要行全角膜板层移植术，并保留植片的角膜缘上皮，以挽救眼球。也可做羊膜移植、角膜缘干细胞移植，或自体口腔黏膜和对侧球结膜移植。每次换药时用玻璃棒分离的粘连睑球，或安放隔膜。

（2）晚期治疗：针对并发症进行，如烧伤后矫正睑外翻、睑球粘连，进行角膜移植术等。出现继发性青光眼时，应用药物降低眼压，或行睫状体冷凝术或810nm激光光凝术。

（五）特殊治疗

1. 普通化学灼伤的治疗围绕促进上皮创面愈合、控制溃疡和促进愈合、防止并发症发生3

个重点。

（1）促进上皮创面修复：选下列一项或一项以上。

1）泪液替代物和润滑剂。

2）严重的干眼用泪小点封闭术。

3）闭合眼睑（加压包扎，睑缝合术）。

4）治疗性软性角膜接触镜。

5）纤维连接蛋白。

6）表面生长因子。

7）眼表（结膜或角膜缘）移植。

8）羊膜移植。

（2）控制溃疡和促进愈合。

1）伤后 10d 内限制皮质激素的应用，除非上皮完全愈合。

2）下列治疗选择 1 项或 1 项以上

A. 促孕激素（黄体酮）。

B. 抗坏血酸（维生素 C）。

C. 枸橼酸。

D. 组织黏合剂和软性角膜接触镜。

E. 结膜覆盖。

F. 角膜移植：修补植片，板层移植，穿透移植。

（3）防止并发症：选下列 1 项或 1 项以上。

1）抗青光眼药物（通常用减少房水生成药）。

2）睫状肌麻痹剂。

3）结膜粘连分离（玻璃棒）。

4）长效抗炎药物。

5）维生素 A。

6）在施行穿透性角膜移植前行眼表组织移植。

2. 严重化学灼伤的治疗 严重的眼表烧伤的治疗包括自体角膜缘移植、同种异体的角膜缘移植、羊膜移植结合全身免疫抑制剂和自体血清的应用。

（六）化学烧伤的预防

化学烧伤除了有意伤害外，多为意外致伤，常常由从业人员粗心大意，不按规程操作，缺乏安全操作常识引起。要根据各种不同工种，建立健全各种规章制度和操作流程，严格执行各种技术操作规程，并做到定期检查。要不断改进生产设备安全等级，不断增加防护措施和防护手段。此类从业人员在上岗前必须进行常规训练和教育。利用生动的事例对工作人员进行安全教育，安全教育必须与防护结合起来，才能起到应有的防护作用。在实际操作中应戴好防护镜，而且要让每个从业人员都知道一旦事故发生，首要的是就地冲洗而不是送医院。从事化学工业的场所及化学研究实验室必须有自来水设施，最低限度也要有一缸清洁水备用。

第六节　眼外伤常见相关操作

一、结膜下注射操作及评分标准

结膜下注射操作及评分标准见表 5-1。

表 5-1 结膜下注射操作及评分标准表

项目	内容及评分标准	得分
操作前准备	核对患者的信息，包括眼别、核对药物名称、药物保质期和剂量，并向患者解释注射方法、药物作用及配合要点，确认适应证，排除禁忌证	
	用物准备：治疗盘、开睑器、注射器、针头、注射药物、眼部表面麻醉药、消毒棉签、纱布、胶布、抗生素眼药膏等	
	洗手，戴帽子、口罩、手套	
操作过程	协助患者取仰卧位	
	患眼滴表面麻醉药物 3 次，每次间隔 5min，患者轻闭双眼	
	左手分开眼睑，不合作者可用开睑器开睑，右手持注射器，颞下方注射时嘱患者向上方注视，颞上方注射时嘱患者向下方注视，针头与角膜切线方向平行避开血管刺入结膜下，缓慢注入药液	
	注射后涂抗生素眼药膏，纱布包扎，胶布固定	
	整理物品，洗手	
注意事项	结膜有明显感染者、出血倾向者及眼球有穿通伤口未缝合者不宜进行结膜下注射	
	注射时针头勿指向角膜，多次注射应更换注射部位，角膜溃疡患者注射时勿给眼球加压	
	如注射散瞳类药物应注意观察患者的全身情况，并在注射后 20min 观察瞳孔是否散大	
	刺激性强并容易造成局部坏死的药物忌结膜下注射	
总体评价		

二、前房穿刺操作及评分标准

前房穿刺操作及评分标准见表 5-2。

表 5-2 前房穿刺操作及评分标准表

项目	内容及评分标准	得分
术前准备	核对患者的信息，包括眼别、核对药物名称、药物保质期和剂量，并向患者解释操作方法及配合要点，确认适应证，排除禁忌证	
	用物准备：治疗盘、开睑器、注射器、穿刺针头、镊子、眼部表面麻醉药、低浓度碘消毒剂、消毒棉签、纱布、胶布、抗生素眼药膏等	
	洗手，戴帽子、口罩、手套	
操作过程	患眼滴表面麻醉药物 3 次，每次间隔 5min，患者轻闭双眼	
	眼表面用稀释的低浓度碘消毒剂洗眼，开睑器开睑	
	眼压低于 8mmHg 的患眼需要使用镊子固定。用含表面麻醉药物的棉签按压外直肌 1min 麻醉外直肌止端，用固定镊子抓住外直肌止端	
	使用 30G 短穿刺针头，取出针栓，针头在前房充分形成的区域内进入前房，针头斜面朝向角膜上皮，远离晶状体。针头进入前房时应位于虹膜上方，而不是晶状体上方	
	针尖留置在前房内 2～3s，房水被动进入无针栓的注射器内抽出针头，涂抗生素眼药膏，纱布包扎，胶布固定	
	整理物品，洗手	
注意事项	眼球被镊子固定于进针的同侧，能最大限度地限制眼球活动	
	穿刺针头的斜面平行于虹膜	
	在某些病例，如需要留取房水标本时，可能需要抽取房水，这会大大增加发生并发症的危险，应尽量避免发生这种情况	
总体评价		

三、结膜切开冲洗术操作及评分标准

结膜切开冲洗术操作及评分标准见表 5-3。

表5-3 结膜切开冲洗术操作及评分标准表

项目	内容及评分标准	得分
术前准备	核对患者的信息，包括眼别、核对药物名称、药物保质期和剂量，并向患者解释操作方法及配合要点，确认适应证，排除禁忌证	
	用物准备：治疗盘、开睑器、注射器、显微剪、眼部表面麻醉药、低浓度碘消毒剂、2%利多卡因注射液、生理盐水、消毒棉签、纱布、胶布、1%阿托品眼药膏、抗生素眼药膏等	
	洗手，戴帽子、口罩、手套	
操作过程	协助患者取仰卧位	
	患眼滴表面麻醉药物3次，每次间隔5min，患者轻闭双眼，眼表面用稀释的低浓度碘消毒剂洗眼，开睑器开睑	
	2%利多卡因注射液行结膜下局部浸润麻醉，使球结膜水肿隆起	
	用显微剪在内、外、上、下4个方向，做2~4个垂直角膜缘的结膜切口，潜行分离达穹窿部，用不带针头的注射器将盛有含维生素C（碱烧伤）的生理盐水注入结膜下，冲洗液通过多个结膜切口流出，也可将输液器取掉针头的细塑料管插入结膜下，冲洗0.5~1h	
	结膜下无须缝合，涂1%阿托品眼药膏、抗生素眼药膏，纱布包扎，胶布固定	
	整理物品，洗手	
注意事项	早期角膜及球结膜Ⅱ度烧伤，结膜充血，受伤面积较大，为了迅速清除渗入结膜下和眼球壁的化学物质，应立即行结膜切开冲洗术，重者行结膜切开冲洗后同时行前房穿刺术或眼表羊膜移植术	
总体评价		

四、冲洗结膜囊操作及评分标准

冲洗结膜囊操作及评分标准见表5-4。

表5-4 冲洗结膜囊操作及评分标准表

项目	内容及评分标准	得分
术前准备	核对患者的姓名、眼别、药物名称、药物保质期，并向患者解释操作方法及配合要点	
	用物准备：治疗盘、消毒棉签、纱布、棉球、生理盐水、收水器、洗眼壶或输液器、抗生素眼药膏	
	洗手，戴帽子、口罩、手套	
操作过程	协助患者取仰卧位，嘱患者手持收水器并将其紧贴患侧面颊部	
	医师以左手拇指与示指翻转患者上下眼睑，暴露睑结膜，以中指及无名指夹一棉球，右手持洗眼壶或输液器取掉针头的塑料管头，冲洗结膜囊及球结膜	
	应暴露穹窿结膜，并嘱患者转动眼球，使穹窿部充分暴露以便于彻底冲洗	
	冲洗完毕可用棉签擦去眼睑皮肤上的水滴，然后取下收水器	
	涂抗生素眼药膏	
	整理物品，洗手	
注意事项	冲洗液温度要适当，医师可先在手背上试一下，以接近体温为好	
	开始时应先用水冲洗眼睑皮肤及结膜，不可用水直接冲洗角膜，洗眼壶嘴或管头与眼的距离不可太近，亦不可太远，一般以3~5cm为宜；但在眼部化学性烧伤时，要求稍有冲力，距离可稍远	
总体评价		

第七节 眼外伤模拟题

模拟题一

题干：男性，50岁，石灰水溅入眼部。

要求：应该如何进行现场急救？怎样进行后续治疗？

解析：

1. 操作 按照冲洗结膜囊操作及评分标准表（表5-4）完成操作。

2. 现场急救及后续治疗 石灰水属于强碱性化学物质，入眼后易引起重度眼部化学烧伤。因此，现场急救对于患者的预后尤为重要。具体治疗措施如下：

（1）处理石灰水碱烧伤最重要的一步是争分夺秒地在现场彻底冲洗眼部。及时彻底冲洗能将烧伤降到最低程度。应立即就地取材，用大量清水或其他水源反复冲洗，冲洗时应翻转眼睑，转动眼球，暴露穹窿部，将结膜囊内的化学物质彻底洗出，应至少冲洗30min以上。

（2）后续治疗

1）早期治疗：局部或联合全身应用抗生素控制感染。用1%阿托品每日散瞳，结膜下注射中和液，碱性者用维生素C 2ml。碱性烧伤较重者可行结膜扇形剪开加结膜下冲洗。也可进行前房穿刺术，以减轻对眼内组织的损害。局部或全身使用糖皮质激素，以抑制炎症反应和新生血管形成；但伤后2～3周，角膜有溶解倾向，此时应停用糖皮质激素。可滴用自体血清和含细胞生长因子的药物以促进愈合。0.5%依地酸二钠可用于石灰水烧伤病例。在2周内都应滴用降眼压药。持续的胶原酶活性升高是角膜溶解的原因之一。为防止角膜穿孔，可应用胶原酶抑制剂。局部滴用2.5%～5%半胱氨酸滴眼液；全身应用四环素类药物，每次0.25g，每日4次。结膜下注射及全身应用维生素C对轻中度碱烧伤有益，但对阻止严重碱烧伤的角膜溶解作用有限。如果球结膜有广泛坏死或角膜上皮坏死，可早期切除坏死组织，防止睑球粘连。一些患者在2周内出现角膜溶解变薄，需要行全角膜板层移植术，并保留植片的角膜缘上皮，以挽救眼球。也可做羊膜移植、角膜缘干细胞移植，或自体口腔黏膜和对侧球结膜移植。每次换药时用玻璃棒分离粘连的睑球，或安放隔膜。

2）晚期治疗：晚期应针对并发症进行治疗，如烧伤后矫正睑外翻、防止睑球粘连、进行角膜移植术等。出现继发性青光眼时，应用药物降低眼压，或行睫状体光凝术。

模拟题二

题干：眼外伤的主要分类是什么？眼外伤的常规检查包括哪几项？

解析：

（1）眼外伤可分为机械性和非机械性两类，前者包括钝挫伤、穿通伤和异物伤等，后者有热烧伤、化学伤和辐射伤等。

（2）眼外伤的常规检查包括以下两项。

1）一般检查：①视力、瞳孔、眼运动；②面部及眼睑；③结膜；④角膜；⑤前房；⑥虹膜；⑦瞳孔；⑧晶状体；⑨玻璃体及视网膜；⑩眼压；⑪眼球运动；⑫眼球位置及眼眶。

2）特殊检查

A. 眼和眶部的X线检查：①平片检查；②造影检查，颈内动脉造影；③眼部异物定位。

B. 眼和眶壁的CT检查。

C. 眼和眶壁的MRI检查。

D. 眼外伤的超声诊断：A超、B超和超声生物显微镜检查。

E. 视觉电生理检查。

F. 脉络膜FFA。

G. OCT。

H. 角膜地形图和波前像差仪。

付 琳

第六章　干眼、溢泪及相关知识

【导读】随着社会的进步，日常生活中电视、电脑使用频率日益增加，干眼的患者已经逐渐代替炎症成为门诊就诊的第一大人群，干眼这个疾病也由原来漏诊甚至误诊成为现今眼科的热门话题。溢泪是泪器病的最常见症状，一般不会严重影响患者视力，但严重影响了患者的生活质量，同时对眼球构成潜在威胁。

干眼和溢泪在第六届全国高等医学院校大学生临床技能竞赛中只是放在"眼科常用检查法及相关知识"这个考点中给学生泛泛地讲解，不作为重点，但在第八届全国高等医学院校大学生临床技能竞赛中单独提出干眼、溢泪的检查法及相关知识的考点，可见这部分知识应该重点掌握。

第一节　干　眼

一、泪液一般性状及功能

（一）泪液的性质

（1）正常情况下，泪液的生成速率为 1.2μl/min。

（2）折射指数为 1.336。

（3）结膜囊内泪液体积为（7±2）μl，角膜表面的体积为 7.0μl，其中清蛋白占蛋白总量的60%，球蛋白和溶菌酶各占 20%。

（4）泪液中的免疫球蛋白含有 IgA、IgG、IgE 等。IgA 含量最多，由泪腺中的浆细胞分泌。

（5）溶菌酶和球蛋白及其他抗菌成分共同组成眼表的第一道防御屏障。

（6）泪液中 K^+、Na^+ 和 Cl^- 浓度高于血浆。泪液中还有少量葡萄糖（5mg/dl）、尿素（0.04mg/dl），其浓度随血液中葡萄糖和尿素水平变化发生相应改变。

（7）泪液 pH 范围为 5.20～8.35，平均为 7.35，正常情况下泪液为等渗性，渗透压为295～309mOsm/L。

（二）泪膜的构成

泪膜是覆盖于眼球前表面的一层液体，泪膜的精确结构尚处于争论之中。传统意义上认为，泪膜分为 3 个部分。

（1）脂质层：位于最表面，厚约 0.1μm（睑裂开放时），其作用主要是阻止泪液蒸发。脂质层由睑板腺分泌，睑板腺上既有雌激素受体又有雄激素受体，这些受体在睑板腺分泌方面可能起到了主要的调节作用。瞬目在使睑板腺释放脂质方面有着重要的作用。据估计，瞬目时有50～70g 的重力施加于眼球上，眼球平均后退 1.5mm，脂质被挤至角膜表面参与泪膜的形成。脂质层可减少泪液蒸发，保证闭睑时的水密状态。睑板腺功能障碍会引起泪膜不稳定。

（2）水样层：位于中间，厚度为 7～10μm，由主、副泪腺分泌，富含盐类和蛋白质。角膜、结膜和鼻黏膜上分布的第五对脑神经的刺激性受体受到外界刺激后会引起泪腺的分泌。家族性自主神经功能异常或用药物影响自主神经系统时，水样泪液分泌减少。

（3）黏蛋白层：位于最内侧，厚度为 0.02～0.1μm，含多种糖蛋白，由结膜杯状细胞、结膜和角膜上皮共同分泌。其基底部分嵌入角膜、结膜上皮细胞的微绒毛之间，降低表面张力，使疏水的上皮细胞变为亲水，水液层能均匀涂布于眼表，维持湿润环境。黏蛋白层还可以黏附营养因子、白细胞和细胞因子。如果黏蛋白生成不足，如化学和炎症破坏眼表时，即使有足够的水样泪液产生，也可以发生角膜表面湿润不足和继发的上皮损伤。而如何控制杯状细胞和眼表上皮分泌黏蛋白的具体机制尚不得而知。

最近的一些研究认为，泪膜厚约 40μm，大部分由黏蛋白凝胶构成，且水样层与黏蛋白层之间没有界限。

（三）泪膜的主要作用

泪膜-空气界面是视觉通路的第一个折射表面，保持一个稳定健康的泪膜对于清晰物像的获得非常重要。其主要功能在于：①填补上皮间的不规则界面，保证角膜的光滑；②湿润及保护角膜和结膜上皮；③通过机械冲刷及内含的抗菌成分抑制微生物生长；④为角膜提供氧气和所需的营养物质。

二、角结膜干燥症

角结膜干燥症（keratoconjunctivitis sicca，KCS）又称干眼（dry eye），是指任何原因引起的泪液质和量异常或动力学异常导致的泪膜稳定性下降，并伴有眼部不适，从而引起以眼表组织病变为特征的多种疾病的总称。目前多数学者倾向认为，干眼包括干眼症及干眼病。部分人群具有干眼的症状但为一过性的，只要经过休息或短暂应用人工泪液则恢复正常，且无干眼的各种体征，尤其是没有眼表的损害，亦无引起干眼的局部及全身性原因。这类情况称为干眼症，既有症状又有体征者则称为干眼病，合并全身免疫性疾病者则为干眼综合征。

三、干眼的临床表现

干眼最常见症状是眼疲劳、异物感、干涩感，其他症状有烧灼感、眼胀感、眼痛、畏光、眼红等。若有上述症状，则应仔细询问病史，寻找可能导致干眼的病因。对于严重的眼干，应询问是否伴有口干、关节痛，以排除 SS-ATD。

干眼的体征包括球结膜血管扩张，球结膜失去光泽，球结膜增厚水肿、皱褶，泪河变窄或中断，有时可在下穹窿见微黄色黏丝状分泌物，睑裂区角膜上皮不同程度点状脱落，10%虎红染色阳性。角膜上皮缺损区荧光素着染见图 6-1。干眼早期轻度影响视力，病情发展后，可出现丝状角膜炎，症状演变为不能忍受，晚期出现角膜溃疡、角膜变薄、穿孔，偶有继发细菌感染。角膜瘢痕形成后可严重影响视力。

睑板腺功能障碍患者除上述干眼症状外，可反复发生睑板腺囊肿，睑缘后唇出现自后向前的永久性血管扩张。睑板腺开口常因有白色角质蛋白堵塞而凸起变形。病变进展时睑板腺会有黄色的黏液样分泌物。睑板腺反复炎症发作后，腺体大部分萎缩，挤压后也无分泌物溢出。睑板腺萎缩可以通过红外线摄影观察。

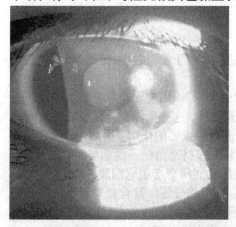
图 6-1 干眼患者角膜上皮点状荧光素着染

睑板腺功能障碍可能是最常见的累及睑板腺的病变。虽然睑板腺开口的堵塞通过裂隙灯活体显微镜检查在大多数睑板腺功能障碍患者中均特征明显。但不典型的睑板腺开口堵塞临床上也较为常见,常需要通过使棉签挤压下睑缘来判定睑板腺的分泌情况。

四、干眼的相关临床检查及操作步骤

(一)睑板腺液质量评分

通过对下睑中央的8个腺管开口挤压出的睑板腺液的性状进行0~3的分级。

0级:正常睑板腺液清澈透明。

1级:混浊。

2级:混浊伴有碎屑。

3级:黏稠呈牙膏状(计分范围为0~24分)。

(二)睑板腺分泌功能试验

睑板腺分泌功能试验按照挤压上睑或下睑中央的 5 个腺体腺管开口有无睑板腺液排出进行0~3级的分级。

0级:所有腺体有分泌。

1级:3~4个腺体有分泌。

2级:1~2个腺体有分泌。

3级无腺体分泌。

(三)泪液分泌试验(Schirmer 试验)

无表面麻醉的 Schirmer 试验,测试的是主泪腺的分泌功能,表面麻醉后检测的是副泪腺的分泌功能(基础分泌),观察时间同为5min。正常为10~15mm,<10mm 为低分泌,<5mm为干眼。近年来开展了酚红棉丝试验,将标准的 70mm 酚红棉丝置于下睑穹窿部,被检者向前注视15s,变红色部分<9mm/15s 为阳性。也可将棉丝放置120s,此检查比 Schirmer 试验刺激小,结果更为可靠。

(四)Schirmer 试验检查操作流程

1. 评估被检者

(1)评估被检者年龄、眼部情况、合作程度。

(2)向被检者讲解泪液试验检查目的、方法及注意事项,以取得配合。

2. 操作准备

(1)操作人员仪表要求:仪表端庄,服装整齐、干净;洗手,戴口罩。

(2)被检者体位要求:取坐位。

(3)用物准备:Schirmer 试验试纸、计时器、表面麻醉药物、棉签、抗生素滴眼液、生理盐水、裂隙灯活体显微镜。

(4)环境要求:检查时,若被检者临窗而坐,应关窗;面向窗且阳光充足时应拉窗帘。

3. 操作步骤

(1)热情主动接待被检者,认真查对医嘱。

(2)协助被检者取坐位,嘱被检者睁眼向上看,用准备好的 Schirmer 试验试纸,将具有圆弧度的一端夹持于眼睑外 1/3 处结膜囊内,另一端悬挂于眼外,嘱被检者轻轻闭眼。

(3)调好计时器(时间为5min),以确保结果准确。

(4)5min 后取下试纸,观察试纸浸湿的长度并记录。

4. 操作后处理

（1）正确处理用物：Schirmer 试验试纸为一次性物品（使用后应投入黄色医用垃圾袋内）。

（2）洗手：为避免造成医源性感染，操作前后都应洗手。

（3）冲洗结膜囊，将残留结膜囊内荧光素钠冲洗干净后点抗生素滴眼液。

5. 注意事项

（1）如不滴表面麻醉药物，该试验主要评价泪腺功能，试纸浸湿长度短于 10mm 为异常。

（2）如检查前滴了表面麻醉药物，该试验主要评价副泪腺功能，试纸浸湿长度短于 5mm 为异常。

（3）眼表有炎症改变的禁止行该检查。

6. Schirmer 试验检查操作及评分标准

Schirmer 试验检查操作及评分标准见表 6-1。

表 6-1 Schirmer 试验检查操作及评分标准表

项目	内容及评分标准	得分
操作准备	核对被检者信息，首先需要与被检者进行交流沟通，了解被检者的一般情况，判断能否配合检查及有无禁忌证，同时被检者要做的检查项目、被检者需要配合的内容（闭眼、减少眼球转动）、检查中可能出现的不适感（不使用麻药的被检者有轻微灼疼感）	
	物品准备：Schirmer 试验试纸、计时器、表面麻醉药物（使用前核对药名及日期）、棉签、抗生素滴眼液（使用前核对药名及日期）、生理盐水	
	裂隙灯活体显微镜等	
	若被检者临窗而坐，应关窗；面向窗且阳光充足时应拉窗帘	
	仪表端庄，服装整齐、干净，戴口罩、帽子，洗手	
操作过程	被检者取舒适坐位，如果测量副泪腺功能，滴表面麻醉药物 3 次，每次间隔 5min，被检者轻闭双眼。测量泪腺功能，无须此步骤	
	将准备好的 Schirmer 试验试纸取出，查看试纸标识，嘱被检者睁眼向上看，将标有"R"的放右眼，标有"L"的放左眼，放置 Schirmer 试验试纸时，将具有圆弧度的一端夹持于眼睑外 1/3 处结膜囊内，另一端悬挂于眼外，嘱被检者轻轻闭眼，同时开始计时，调好定时器（时间为 5min），以确保结果准确	
	5min 后取下试纸，观察试纸浸湿的长度读取刻度线并记录	
	冲洗结膜囊，将残留结膜囊内荧光素钠冲洗干净后点抗生素滴眼液	
	告知操作结果及注意事项，嘱被检者 24h 内勿揉眼	
	整理物品，洗手	
注意事项	操作过程中应语言柔和，态度亲切，该操作为有创操作，操作过程中一定注意人文关怀，如取异物过程中询问有无疼痛不适	
	眼表有炎症改变的禁止行该检查	
	放置 Schirmer 试验试纸时，标有"R"的放右眼，标"L"的放左眼	
总体评价		

（五）泪膜破裂时间

泪膜破裂时间为测定泪膜稳定性的检查。正常为 10~45s，<10s 为泪膜不稳定。此操作简单，适用于干眼的初筛，检查结果受年龄、种族、睑裂大小、温度、湿度的影响。

检查操作流程如下所示：

1. 评估被检者

（1）评估被检者年龄、眼部情况、合作程度。

（2）向被检者讲解泪液试验检查目的、方法及注意事项，以取得配合。

2. 操作准备

（1）操作人员仪表要求：仪表端庄，服装整齐、干净；洗手，戴口罩。

（2）被检者体位要求：取坐位。

（3）被检者头部应在裂隙灯活体显微镜颌托上，前额部紧贴于额托架，透过钴蓝滤光片观察。

（4）用物准备：荧光素钠、计时器、抗生素滴眼液、生理盐水、棉签、裂隙灯活体显微镜。

（5）环境要求：检查时，若被检者临窗而坐，应关窗；面向窗且阳光充足时应拉窗帘。

3. 操作步骤

（1）热情主动地接待被检者，认真查对医嘱。

（2）向被检者下结膜囊滴一滴荧光素钠，嘱被检者眨眼数次使荧光素钠均匀分布于角膜表面，睁眼注视前方不再眨眼，并同时计时。

（3）检查者观察被检者角膜表面泪膜，直到角膜上出现泪膜缺损时停止计时。

4. 操作后处理

（1）记录并告知结果。

（2）洗手：为避免造成医源性感染，操作前后都应洗手。

（3）冲洗结膜囊，将残留在结膜囊内荧光素钠冲洗干净后点抗生素滴眼液。

5. 注意事项

（1）告知被检者泪液或鼻腔内可能残留荧光素钠。

（2）泪膜维持时间短于10s，表示泪膜稳定性不良。

（3）眼表有炎性改变的患者禁止行该检查。

6. 泪膜破裂时间检查操作及评分标准　泪膜破裂时间检查操作及评分标准见表6-2。

表6-2　泪膜破裂时间检查操作及评分标准表

项目	内容及评分标准	得分
操作前准备	核对被检者信息，首先需要和被检者进行交流沟通，了解被检者的一般情况，判断其能否配合检查，同时告知被检者要做的检查项目、告知被检者需要配合的内容（尽量双眼自然睁开、减少眼球转动），检查中可能出现的不适感（不使用麻药的被检者有轻微灼疼感）	
	物品准备：Schirmer试验试纸、计时器、表面麻醉药物（使用前核对日期及药名）、棉签、抗生素滴眼液（使用前核对日期及药名）、生理盐水、裂隙灯活体显微镜等	
	仪表端庄、服装整齐、干净、戴口罩、帽子、洗手	
	被检者取舒适坐位，检查时，若被检者临窗而坐，应关窗面向窗且阳光充足时应拉窗帘	
操作过程	嘱被检者略仰头，在被检者下结膜囊滴一滴荧光素钠，嘱被检者眨眼数次使荧光素钠均匀分布于角膜表面，擦净流出的荧光素钠	
	检者坐在裂隙灯活体显微镜前，调整座椅、仪器工作台面、颌托及裂隙灯活体显微镜的高度，使被检者下颌舒适地位于颌托上，前额紧贴于头架的额托，外眦与立柱上的刻线等高。检查者根据自己的屈光度调节目镜，并调节目镜间距	
	打开裂隙灯电源，调整裂隙灯光带至合适的亮度、宽度和高度。左手置于裂隙灯宽度调节按钮，调整裂隙灯宽度及裂隙灯与显微镜的夹角为0°。右手前后、左右及上下调节纵手柄，嘱被检者闭眼，以其眉心或上睑为目标进行对焦调整。调整裂隙灯滤片杆使光为钴蓝光	
	嘱被检者睁眼注视前方不再眨眼，必要时检查者右手拇指或示指分开被检者上下眼睑并同时计时	
	观察被检者角膜表面泪膜，直到角膜上出现泪膜缺损时停止计时	
	冲洗结膜囊内残留荧光素钠，局部涂抗生素眼膏，告知操作结果及注意事项	
	整理物品，洗手	
注意事项	在操作过程中应语言柔和，态度亲切，该操作为有创操作，操作过程中一定注意人文关怀，如检查过程中询问有无不适	
	告知泪液或鼻腔内可能残留荧光素钠	
	泪膜维持时间短于10s，表示泪膜稳定性不良	
	眼表有炎症改变的禁止行该检查	
总体评价		

（六）泪液渗透压

干眼和戴角膜接触镜者泪液渗透压较正常人增加 25mOsm/L，如大于 312mOsm/L，可诊断为干眼。其具有特异性，有较高的干眼早期诊断价值。

（七）乳铁蛋白

泪腺分泌量减少，乳铁蛋白含量也下降，泪液乳铁蛋白含量的正常值为（1.46+0.32）mg/ml，40 岁后开始下降，70 岁后明显下降。69 岁以前如低于 1.04mg/ml，70 岁以后如低于 0.85 mg/ml 则可诊断为干眼。乳铁蛋白仅出现在反射性泪液中，对轻、中度干眼及泪腺功能尚好者诊断价值有限。

（八）泪液蕨类试验

正常者有良好蕨类形成，黏蛋白缺乏者如眼类天疱疮、Stevens-Johnson 综合征，蕨类减少甚至消失。

（九）虎红染色

虎红染色的敏感性高于荧光素染色，角膜、结膜失活细胞可着染，为阳性细胞。最新有研究发现，它也可以使未被泪液黏蛋白包裹的上皮细胞着色。虎红较荧光素对早期轻度的干眼的诊断更为敏感。

（十）丽丝胺绿染色

丽丝胺绿染色时失活变性细胞和缺乏黏蛋白覆盖的角结膜上皮细胞着染，没有虎红染料的刺激性，此染色更容易被接受。

（十一）荧光素染色

荧光素染色阳性代表角膜上皮缺损，提示角膜上皮细胞层的完整性被破坏，必须注意的是干眼最早出现眼表损害发生于结膜，而不是角膜。

（十二）泪液溶菌酶含量

泪液溶菌酶含量正常人均值为 1700 μg/ml，若含量<1200μg/ml 或溶菌区<21.5mm^2，则提示干眼。

（十三）干眼问卷评分

干眼问卷评分是指按照干眼有关的常见症状有无或程度及相关病史，设计一系列问题，根据患者选择答案的累计分数，判断是否存在干眼。其优点在于方便、经济、特异性和敏感性高、便于大范围人群筛查。但对边缘性干眼诊断率不高，分析影响因素有困难，目前问答选项根据多西方文化背景、生活环境设计，不符合国人思维。

（十四）泪河弯曲面的曲率半径

裂隙灯下测量泪河曲率半径，正常为 0.5～1.0mm，≤0.35mm 则诊断为干眼，该方法为非侵袭性检查，应用方便，特异性强。

（十五）泪液清除率检查

泪液清除率检查的目的在于了解泪液清除有无延迟。应用荧光光度测定法检测。

（十六）活检及印迹细胞学检查

了解眼表上皮细胞的病理改变，干眼患者眼表上皮细胞苏木精-伊红染色的异常表现为结膜杯状细胞密度降低、细胞核质比增大、上皮细胞鳞状化生、角膜上皮结膜化。通过计算结膜中杯状细胞密度来间接评估疾病严重程度。

（十七）角膜地形图检查

角膜地形图检查为了了解角膜表面规则性，干眼患者的角膜表面规则参数比正常人增高，且增高程度与干眼严重程度呈正相关。

（十八）血清学检查

血清学检查为了了解自身抗体的存在，SS-ATD 患者常见 ANA 抗体、类风湿因子等阳性。

（十九）其他

干眼仪或泪膜干涉成像仪可了解泪膜脂质层。干眼患者尤其 LTD 患者可见泪膜脂质层异常，与标准图像比照，干眼仪或泪膜干涉成像仪可推测干眼严重程度。泪液蒸发仪可测定泪液蒸发情况，睑板腺成像可观察腺体的萎缩情况。

总之，干眼的检查可以为临床诊断提供一定程度的客观指标，但是并没有一个特异性试验可以对干眼进行确诊。最好的办法就是将病史和几项诊断性检查加以结合。通常根据以下 4个方面对绝大多数干眼患者做出诊断：①症状；②泪膜不稳定；③眼表面上皮细胞的损害；④泪液的渗透压增加。

第二节　干眼模拟题

模拟题

题干： 男性，20 岁，程序员，近来自觉双眼干涩、痒、流泪。

要求： 请根据赛道提供的物品做相应的检查，初步做出疾病诊断（物品准备：Schirmer试验试纸、计时器、棉签等）。

解析：

1. 操作　按照泪膜破裂时间检查操作及评分标准表（表6-2）完成操作。

2. 分析思路　患者为年轻人，工作性质为长时间电脑工作，临床症状为干涩、痒、流泪，因此考虑为干眼。可行 Schirmer 试验、泪膜破裂时间检查、虎红染色、观察泪河等，因为物品准备给的是 Schirmer 试验试纸，因此该题考的应该是应用 Schirmer 试验。建议检测泪液的基础分泌量。

第三节　溢　泪

一、定　义

泪液排出受阻，不能流入鼻腔而溢出眼睑之外，称为溢泪（epiphora）；泪液分泌增多，排出系统来不及排走而流出眼睑外，称为流泪。临床上区分是由于泪道阻塞引起的溢泪，还是因眼表疾病刺激引起的流泪十分重要。本节重点介绍由泪液排出系统疾病造成的溢泪。

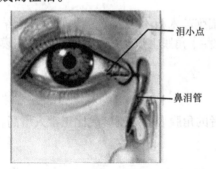

图 6-2　荧光染色下泪小点及鼻泪管示意图

二、泪液排出的过程

正常情况下，泪液分泌器产生的泪液除了通过蒸发外，大部分依赖于眼轮匝肌的"泪液泵"作用，通过泪道排入鼻腔。闭眼时，眼轮匝肌收缩牵拉导致泪囊扩张，腔内形成负压，泪小管内的液体被吸入泪囊。睁眼时，眼轮匝肌松弛，泪小点张开，虹吸作用使泪液进入泪小点，泪囊弹性回缩，挤压和重力作用使泪液排入鼻泪管（图 6-2）。

三、泪道冲洗

泪道冲洗既是一种检查方法，又是一种治疗方法，需要重点掌握泪道冲洗的操作步骤。

（一）操作前准备

核对被检者信息，姓名、性别、年龄、病因、病情（诊断、主诉、近期病情变化）；药品有效期；检查眼部有无分泌物、眼部皮肤及眼黏膜情况，评估有无禁忌证；评估周围环境是否适合操作；准备物品：治疗车一台、冲洗针头、2ml 无菌注射器、无菌方纱、消毒棉签、遵医嘱准备冲洗液、表面麻醉药物，逐一检查用物及药液质量和有效期。抽取药液至注射器，连接冲洗针头；戴口罩、帽子，洗手。

（二）操作过程

（1）再次核对被检者信息，向被检者解释操作方法及注意事项。

（2）将浸透表面麻醉药物的棉签置于上下泪点间，嘱被检者闭眼，等候 2min，达到表面麻醉目的。协助被检者仰卧或坐卧位，头稍后仰（口述：现在由我为您冲洗泪道，请您不要紧张，我手里拿的是没有尖的针头，而且已经滴表面麻醉药，所以，不会有疼痛感，希望您尽量配合我，当您感觉到鼻子里有水流或者嗓子里有水时，请您及时告诉我，可以抬手示意，水也可以咽下，这是无菌的生理盐水）。

（3）操作者分开被检者下眼睑，充分暴露泪小点，嘱被检者向上看。

（4）针头垂直插入被检者泪小点（1～2mm）后，再水平方向朝内眦部顺泪小管方向进入（5～6mm），左手固定针柄，右手推注冲洗液。

（5）询问被检者感觉鼻腔或咽部是否有水流出。

（6）嘱被检者在冲洗过程中如果感觉眼部胀痛，请及时告诉操作者，此时必须暂停操作。

（7）洗手、记录。如遇特殊情况应及时通知医生，并记录有无分泌物流出及流出的分泌物性质；泪道不通时，记录冲洗液逆流的情况，并分析阻塞的部位。

（8）整理用物、消毒处理。

（9）结果分析：①泪道畅通，冲洗无阻力，泪小点无反流，被检者主诉有水流入鼻腔或咽部。②泪道狭窄，下冲上返，加压通畅。③泪囊下部狭窄，冲洗有阻力，冲洗液部分进入咽部，部分由上泪小点反流。④泪小管阻塞冲洗液完全从注入的原路返回者。⑤总泪小管阻塞，冲洗液自下泪小点注入，由上泪小点返回。⑥鼻泪管阻塞，同时合并慢性泪囊炎，冲洗液自上泪小点返回，同时有黏液或黏液脓性分泌物流出。

（三）注意事项

（1）泪道探通术绝对禁忌证为急性泪囊炎、伴有严重结膜炎的慢性泪囊炎被检者。相对禁忌证为怀疑泪道肿瘤者。

（2）探针进入泪道后，遇到阻力时，不可强行推进，以防假泪道形成。

（3）有慢性泪囊炎者，冲洗前应先挤压泪囊部，排出分泌物。

（4）冲洗时注意针头不要顶住泪小管的内侧壁，以免推入水时易流出而误诊为泪道阻塞。

（5）进针要顺泪小管方向前进，以免刺破泪小管壁，否则冲洗液进入皮下组织而引起眼睑皮肤肿胀，眼睑皮肤肿胀时应立即停止冲洗，立即告知医生，遵医嘱处理。

四、泪道冲洗操作及评分标准

泪道冲洗操作及评分标准见表6-3。

表 6-3　泪道冲洗操作及评分标准表

项目	内容及操作标准	得分
操作前准备	核对被检者信息：姓名、性别、年龄、病因、病情（诊断、主诉、近期病情变化）；核对药品有效期	
	检查眼部有无分泌物、眼部皮肤及眼黏膜情况，评估有无禁忌证	
	评估周围环境是否适合操作	
	准备物品：治疗车一台、冲洗针头、2ml无菌注射器、无菌方纱、消毒棉签、冲洗液、表面麻醉药物等，逐一检查用物及药液质量和有效期。抽取药液至注射器，连接冲洗针头	
	戴口罩、帽子，洗手	
操作过程	再次核对，向被检者解释操作方法及注意事项	
	将浸透表面麻醉药的棉签置于上下泪点间，嘱被检者闭眼，等候2min，达到表面麻醉目的。协助被检者仰卧或坐卧，头稍后仰（口述：现在由我为您冲洗泪道，请您不要紧张，我手里拿的是没有尖的针头，而且已经滴过表面麻醉药，所以，不会有疼痛感，希望您尽量配合我，当您感觉到鼻子里有水流或者嗓子里有水时，请您及时告诉我，可以抬手示意，水也可以咽下，这是无菌的生理盐水）	
	操作者分开被检者上下眼睑，充分暴露泪小点，嘱被检者向上看	
	针头垂直插入被检者泪小点（1~2mm）后，再成水平方向，朝内眦部顺泪小管方向进入（5~6mm），左手固定针柄，右手推注冲洗液	
	询问被检者感觉鼻腔或咽部是否有水流出	
	嘱被检者在冲洗过程中如果感觉眼部胀痛，请及时告诉操作者，此时必须暂停操作	
	洗手、记录。如遇特殊情况应及时通知医生，并记录有无分泌物流出及流出的分泌物性质；泪道不通时，记录冲洗液逆流的情况，并分析阻塞的部位	
	整理用物、消毒处理	
	结果分析：	
	泪道畅通：冲洗无阻力，泪小点无反流，被检者主诉有水流入鼻腔或咽部	
	泪道狭窄：下冲上返，加压通畅。泪囊下部狭窄，冲洗有阻力，冲洗液部分进入咽部，部分由上泪小点反流	
	泪小管阻塞：冲洗液完全从注入的原路返回	
	总泪小管阻塞：冲洗液自下泪小点注入，由上泪小点返回	
	鼻泪管阻塞，同时合并慢性泪囊炎：冲洗液自上泪小点返回，同时有黏液或黏液脓性分泌物流出	
注意事项	泪道探通术绝对禁忌证：急性泪囊炎、伴有严重结膜炎的慢性泪囊炎被检者	
	相对禁忌证：怀疑泪道肿瘤者	
	探针进入泪道后，遇到阻力时，不可强行推进，以防假泪道形成	
	有慢性泪囊炎者，冲洗前应先挤压泪囊部，排出分泌物	
	冲洗时注意针头不要顶住泪小管的内侧壁，以免推入水时易流出而误诊为泪道阻塞	
	进针要顺泪小管方向前进，以免刺破泪小管壁，否则冲洗液进入皮下组织，从而引起眼睑皮肤肿胀，眼睑皮肤肿胀时应立即停止冲洗，并立即告知医生，遵医嘱处理	
总体评价		

五、泪液排出系统疾病

（一）泪道功能不全

泪道功能不全（insufficiency of lacrimal passage）是指没有器质性阻塞的泪液引流不畅，即泪道冲洗通畅而有溢泪的一类情况。

临床表现
（1）患者有单侧或双侧溢泪史。
（2）部分患者泪点外翻，和泪湖脱离接触，泪液不能通过泪小管的毛细现象吸入泪道。
（3）泪道冲洗通畅。

（二）泪道狭窄或阻塞

泪道阻塞（obstruction of lacrimal passage）常发生在泪点、泪小管、泪囊与鼻泪管交界处及鼻泪管下口，主要症状为溢泪。

1. 病因　泪小点的异常包括泪小点狭窄、闭塞或缺如，使泪液不能进入泪道。各种原因引起泪小管至鼻泪管的狭窄或阻塞如先天性闭锁、炎症、肿瘤、外伤、异物、药物毒性等导致的泪道结构和功能不全，亦可使泪液不能排出。

2. 临床表现　泪道系统的先天性阻塞通常是覆盖于鼻泪管鼻侧末端的Hasner瓣发生膜性阻塞所致，患儿多由其父母代诉在出生时或出生后不久被发现有溢泪症状，可单眼或双眼发病，泪囊若有继发感染，可出现黏脓性分泌物，形成新生儿泪囊炎（neonatal dacryocystitis）。

成人由于泪道狭窄或阻塞引起的器质性溢泪多见于中年人，最常见的原因为肿瘤或泪道中存在泪石，女性较男性更易受累，通常发生在30～35岁。

泪道狭窄或阻塞可发生在泪道任何部位，因此确定阻塞部位对于治疗方案的选择十分重要。常用的检查方法有泪道冲洗、X线碘油造影、泪道探通等。泪道冲洗可帮助判断阻塞部位，泪道冲洗时冲洗液完全从原路反流者为泪小管阻塞；冲洗液从上或下泪点进入后由另一泪点反流者为泪总管阻塞；冲洗时有阻力且冲洗液部分进入鼻腔、部分自泪点反流者为鼻泪管狭窄；冲洗液自另一泪点反流同时伴有黏性或黏脓性分泌物者为鼻泪管阻塞合并慢性泪囊炎。X线碘油造影可以显示泪囊大小及阻塞部位。泪道探通在证实泪道阻塞部位的同时，对于婴幼儿的泪道阻塞还有治疗作用。

（三）急性泪囊炎

1. 病因　急性泪囊炎（acute dacryocystitis）由毒力强的致病菌如金黄色葡萄球菌、β-溶血链球菌或者少见的白色念珠菌感染引起，多为慢性泪囊炎的急性发作，也可以无溢泪史而突然发作。新生儿泪囊炎的致病菌多为流感嗜血杆菌，如不采取快速、有效的治疗，易演变为眶蜂窝织炎。

2. 临床表现　急性泪囊炎起病急，患眼充血、流泪，有脓性分泌物。检查见泪囊部（内眦韧带下方）红、肿、热、痛明显，常波及眼睑及颜面部。眼睑肿胀，结膜充血、水肿，颌下及耳前淋巴结肿大。全身可有发热、不适。数日后局部形成脓肿，破溃排出脓液后炎症减轻。有时形成泪囊瘘管，时愈时发或长期不愈。机体免疫力低下或感染未控制者，可演变为眼睑眶隔前蜂窝织炎，眶蜂窝织炎或脓肿，甚至引起全身脓毒血症导致死亡。感染也可逆泪道而上，导致角膜、结膜感染或超敏性周边角膜溃疡。

（四）慢性泪囊炎

慢性泪囊炎（chronic dacryocystitis）是一种较常见的眼病，在鼻泪管下端阻塞，泪囊内有分泌物滞留的基础上发生。

1. 病因　常见致病菌为肺炎球菌、链球菌、葡萄球菌等。女性较男性更易受累。成人发生堵塞的原因不明，可能与沙眼、泪道外伤、鼻炎、鼻中隔偏曲、下鼻甲肥大等因素有关。

2. 临床表现　慢性囊炎主要症状为溢泪，溢泪可使泪囊部皮肤潮红、糜烂，从而出现慢性湿疹表现。挤压泪囊区有黏液或黏脓性分泌物自泪小点溢出。鼻侧球结膜充血。如泪囊内分泌物长期引流不畅，则泪囊可逐渐增大形成泪囊黏液囊肿。

慢性泪囊炎是眼部的感染病灶，泪囊中的致病菌及脓性分泌物反流到结膜可引起结膜炎症，角膜存在损伤的情况下，可导致角膜溃疡。因此，重视慢性泪囊炎对眼球构成的潜在威胁，特别是在施行内眼手术前，必须给予治疗，避免引起眼内化脓性感染。

（五）泪小管炎

泪小管炎（canaliculitis）为泪小管的慢性炎症。

1. 病因　多由沙眼衣原体、放线菌、白色念珠菌或曲霉菌感染引起。发病率不高，儿童易患，多为下泪小管感染，而且常继发于眼部化脓性结膜炎，因此常常难以正确诊断。如不治疗，将引起泪小管狭窄。

2. 临床表现　患者眼部轻度红肿、刺激，伴少量分泌物。内眦部睑缘和结膜轻度充血、水肿，压迫泪小管有分泌物溢出。泪囊摘除术后仍能从泪小点挤压出黏脓性分泌物是泪小管炎的间接证据。分泌物涂片检查有助于致病微生物的确诊。

第四节　溢泪模拟题

模拟题

题干：女性，50岁，因左眼溢泪伴黏脓性分泌物1年就诊。自诉1年前起，左眼出现溢泪，眼角内侧常有黏脓性分泌物，曾在医院多次行泪道冲洗，未能缓解。无眼红、眼痛及畏光症状，视力不受影响。体检：右眼视力1.0，左眼视力1.0，左眼泪囊区无红肿及触痛，挤压泪囊后有黏脓性分泌物自泪点溢出。眼睑位置正常，无内翻、倒睫及外翻。鼻侧球结膜轻度充血。眼球组织未见异常。右眼未见异常。

要求：应该为被检者行哪些检查以帮助诊断？

解析：

1. 操作　按照泪道冲洗操作及评分标准表（表6-3）完成操作。

2. 分析思路　泪道冲洗检查可帮助诊断阻塞性质及部位。冲洗液自上下泪点反流同时伴有黏性或黏脓性分泌物者为鼻泪管阻塞合并慢性泪囊炎。X线碘油造影可以显示泪囊大小及阻塞部位。鼻腔检查被检者是否存在鼻中隔偏曲、萎缩性鼻炎等有助于选择治疗方式。

吴 琪

主要参考文献

葛坚，王宁利，2015. 眼科学. 3 版. 北京：人民卫生出版社.
李凤鸣，谢立信，2014. 中华眼科学. 3 版. 北京：人民卫生出版社.
林晓峰，2018. 眼科基本技术标准操作流程. 广州：广东科技出版社.
杨培增，2018. 眼科学. 9 版. 北京：人民卫生出版社.